Olivier Fléchelles

Pandémie H1N1: Comparaison Canada-France des enfants hospitalisés

Olivier Fléchelles

Pandémie H1N1: Comparaison Canada-France des enfants hospitalisés

en Soins Intensifs Pédiatriques. Étude épidémiologique descriptive à partir de 2 cohortes nationales

Presses Académiques Francophones

Impressum / Mentions légales
Bibliografische Information der Deutschen Nationalbibliothek: Die Deutsche Nationalbibliothek verzeichnet diese Publikation in der Deutschen Nationalbibliografie; detaillierte bibliografische Daten sind im Internet über http://dnb.d-nb.de abrufbar.
Alle in diesem Buch genannten Marken und Produktnamen unterliegen warenzeichen-, marken- oder patentrechtlichem Schutz bzw. sind Warenzeichen oder eingetragene Warenzeichen der jeweiligen Inhaber. Die Wiedergabe von Marken, Produktnamen, Gebrauchsnamen, Handelsnamen, Warenbezeichnungen u.s.w. in diesem Werk berechtigt auch ohne besondere Kennzeichnung nicht zu der Annahme, dass solche Namen im Sinne der Warenzeichen- und Markenschutzgesetzgebung als frei zu betrachten wären und daher von jedermann benutzt werden dürften.

Information bibliographique publiée par la Deutsche Nationalbibliothek: La Deutsche Nationalbibliothek inscrit cette publication à la Deutsche Nationalbibliografie; des données bibliographiques détaillées sont disponibles sur internet à l'adresse http://dnb.d-nb.de.
Toutes marques et noms de produits mentionnés dans ce livre demeurent sous la protection des marques, des marques déposées et des brevets, et sont des marques ou des marques déposées de leurs détenteurs respectifs. L'utilisation des marques, noms de produits, noms communs, noms commerciaux, descriptions de produits, etc, même sans qu'ils soient mentionnés de façon particulière dans ce livre ne signifie en aucune façon que ces noms peuvent être utilisés sans restriction à l'égard de la législation pour la protection des marques et des marques déposées et pourraient donc être utilisés par quiconque.

Coverbild / Photo de couverture: www.ingimage.com

Verlag / Editeur:
Presses Académiques Francophones
ist ein Imprint der / est une marque déposée de
OmniScriptum GmbH & Co. KG
Heinrich-Böcking-Str. 6-8, 66121 Saarbrücken, Deutschland / Allemagne
Email: info@presses-academiques.com

Herstellung: siehe letzte Seite /
Impression: voir la dernière page
ISBN: 978-3-8381-4534-1

Copyright / Droit d'auteur © 2014 OmniScriptum GmbH & Co. KG
Alle Rechte vorbehalten. / Tous droits réservés. Saarbrücken 2014

Résumé

Rationnel : la pandémie de grippe A(H1N1)pdm09 a induit un grand nombre d'hospitalisation d'enfants en soins intensifs pédiatriques (SIP). L'objectif de cette étude a été de comparer l'incidence et la mortalité des enfants admis en SIP durant l'automne 2009 entre le Canada et la France, deux pays qui diffèrent essentiellement par l'immunisation de la population contre ce virus (première vague en été et taux de couverture vaccinale supérieur à 50% au Canada ; pas de vague estivale et couverture vaccinale de 18% en France).

Méthodes : nous avons comparé deux cohortes nationales qui ont inclues tous les patients avec une infection A(H1N1)pdm09 documentée, admis en SIP au Canada et en France entre le 1er Octobre 2009 et le 31 janvier 2010.

Résultats : au Canada, 160 enfants (incidence=2,63/100000 enfants) en 6 semaines ont été hospitalisés en SIP comparé aux 125 enfants (incidence=1,15/100000 enfants) en 11 semaines en France (p<0,001). Le taux de vaccination avant l'admission était inférieur à 25% parmi les enfants en situation critique dans les deux pays. La gravité à l'admission en SIP et le taux de mortalité ont été similaires au Canada et en France (4,4% en France vs 6,5% au Canada, p=0,45, respectivement). Au Canada, la vaccination contre le virus H1N1pdm09 a été associée avec une diminution du recours à la ventilation invasive (Odd Ratio 0.30, intervalle de confiance à 95% [0,11-0,83], p=0,02). Au Canada comparé à la France, les durées médianes de séjour en SIP et de ventilation invasive ont été plus courtes (2,9 vs 3 jours, p=0,03 et 4 vs 6 jours, p=0,02, respectivement).

Conclusion : Les enfants canadiens et français critiquement malades ont été beaucoup moins nombreux à recevoir le vaccin contre le virus influenza A (H1N1)pdm09 en comparaison avec l'ensemble des enfants dans ces deux populations. Au Canada, où la couverture vaccinale a été élevée, le risque d'avoir une détresse respiratoire sévère était moins important parmi les enfants en situation critique ayant été vaccinés avant l'admission.

Mots-clés : H1N1, enfant, épidémiologie, soins intensifs pédiatriques, vaccination, asthme, Canada, France.

Abstract

Background: The pandemic influenza A (H1N1)pdm09 resulted in a large number of admissions to pediatric intensive care units (PICUs). The objective of the study was to compare the incidence and mortality rate of children admitted to PICU in autumn 2009 between France and Canada, two countries that essentially differed by their population immunization to this virus (first pandemic wave in summer and vaccine coverage >50% in Canada; no wave in summer and vaccine coverage of 18% in France).

Methods: We compared two national cohorts that included all patients with documented H1N1pdm09 infection, admitted to a PICU in Canada and in France between October 1st 2009 and January 31st 2010.

Results: In Canada, 160 children (incidence=2.63/100,000 children) in 6 weeks were hospitalized in PICU compared to 125 children (incidence=1.15/100,000) in 11 weeks in France (p<0.001). Prior vaccination was under 25% among critically ill children in both countries. Severity of illness at PICU admission and mortality rates were similar in Canada and France (6.5%, vs 4.4 p=0.45, respectively). In Canada, H1N1pdm09 vaccination was associated with a decreased risk of requiring invasive ventilation (Odd Ratio 0.30, 95%Confidence Interval 0.11-0.83, p=0.02). In Canada as compared to France, median PICU length of stay and invasive ventilation durations were shorter (2.9 vs 3 days, p=0.03 and 4 vs 6 days, p=0.02, respectively).

Conclusion: Critically ill Canadian and French children were much less likely to have received prior vaccination against influenza A (H1N1) pdm09 in comparison to all children in the populations. In Canada, where vaccination rate was higher, the risk of severe respiratory failure was less among those critically ill children receiving prior vaccination.

Keywords: H1N1, children, epidemiology, pediatric intensive care unit, vaccination, asthma, Canada, France.

Table des matières

Liste des tableaux **8**
    Chapitre I. Le projet de recherche 8
    Chapitre II. L'article soumis à publication 8
    Chapitre III. Construction des modèles multivariés 8

Liste des figures **10**
    Chapitre I. Le projet de recherche 10
    Chapitre II. L'article soumis à publication 10
    Chapitre III. Construction des modèles multivariés 10
    Liste des sigles et abréviations 12

Chapitre I. Le projet de recherche **13**
    1.   La grippe 13
    2.   La pandémie H1N1 14
    3.   La pandémie au Canada 15
    4.   La pandémie en France 17
    5.   L'impact sur les Soins Intensifs Pédiatriques 18
    6.   Pertinence scientifique 19

Chapitre II. L'article soumis POUR publication **21**

Chapitre III. Construction des modèles multivariés **56**
    1.   Introduction 56
    2.   Recherche épidémiologique et lien de cause à effet : hasard, statistiques, biais et confusion[83-85] 56
        1)   Biais de sélection 57
        2)   Confusion[86] 57
        3)   Cas de notre étude 58
    3.   Choix du type d'analyse multivariée [83-85, 87] 58
        1)   Différentes analyses multivariées en fonction de la variable dépendante 59

2) Les différentes analyses multivariées réalisées dans notre étude 59
4. Construction du modèle logistique avec la variable « risque de ventilation invasive » comme variable dépendante [88] 60
   1) Spécification des variables et des liens postulés[84, 87] 60
   2) Etude de la multicolinéarité[93] 66
   3) Construction du modèle logistique final[94] 68
   4) Appréciation de la qualité d'ajustement du modèle « final »[95, 98] 73
   5) Conclusion de la Régression Logistique au Canada et en France pour les facteurs de risque de ventilation mécanique invasive 75
5. Construction du modèle de Cox avec la variable « durée d'hospitalisation en SIP » comme variable dépendante[95, 100] 76
   1) Spécification des variables et des liens postulés 77
   2) Étude de la multicolinéarité 79
   3) Vérification de la répartition des censures[101] 81
   4) Vérification de la proportionnalité des rapports des taux de risque ou « Hazard Ratio » (HR) pour les variables catégorielles[95] 81
   5) Construction du modèle de Cox final[100] 85
   f) Appréciation de la qualité d'ajustement du modèle « final » 88
   g) Conclusion de la Régression de Cox au Canada et en France durant l'hospitalisation concernant les facteurs influençant la durée de séjour en SIP 89

Chapitre IV. Les résultats des autres analyses multivariées 91

1. Régression de Cox pour la « durée de séjour en SIP » en fonction des caractéristiques des patients à l'entrée dans l'unité 91
   1) Sélection et spécifications des liens postulés entre les variables 91
   2) Vérification de la répartition des censures 92
   3) Vérification de la proportionnalité des HR[101] 92
   4) Construction du modèle de Cox final 93
   5) Appréciation de la qualité d'ajustement 95
   6) Conclusion 95

2. Régression de Cox pour la « durée de ventilation invasive » en fonction des caractéristiques des patients à l'entrée dans l'unité.. 96
   1) Sélection et spécifications des liens postulés entre les variables 96
   2) Vérification de la répartition des censures 96
   3) Vérification de la proportionnalité des HR 97
   4) Construction du modèle de Cox final 97
3. Analyses avec le Canada seul 97
   1) Régression de Cox pour la « durée de séjour en SIP » 98
   2) Régression logistique pour le « risque de ventilation invasive » 101

Conclusion de l'étude 102
Bibliographie 104

LISTE DES TABLEAUX

Chapitre I. Le projet de recherche

Tableau I : Principales caractéristiques des enfants hospitalisés en SIP dans différents pays

Chapitre II. L'article soumis à publication

Table I: Characteristics of critically ill children with influenza A(H1N1)pdm09 virus at admission to the pediatric intensive care unit in two countries.

Table II: Hospital course of critically ill children with influenza A(H1N1)pdm09 infection in two countries. A bivariate analysis compared mortality, organ dysfunction, nosocomial infection and anti-viral treatment between the two countries.

Table III: Critically ill patient-based factors associated with risk of invasive ventilation in Canada.

Chapitre III. Construction des modèles multivariés

Tableau I : résumés numériques de la variable continue « âge au diagnostic » dans chaque pays.

Tableau II : tests statistiques de normalité

Tableau III : exploration des variables pour les sélectionner

Tableau IV : corrélations de Spearman entre l'âge au diagnostic et le poids au diagnostic au Canada

Tableau V : recherche d'une interaction par régression logistique entre « âge au diagnostic » et asthme ».

Tableau VI : facteurs de risque d'avoir une ventilation invasive (régression logistique)

Tableau VII : différences entre les valeurs prédites par le modèle et les valeurs observées pour le Canada

Tableau VIII : test de Hosmer-Lemeshow pour le Canada

Tableau IX : vérification de la proportionnalité des hazards (PH), résultats du modèle de Cox avec prédicteur chronologique – test du likelihood ratio au Canada et en France

Tableau X : vérification de la PH, résultats des analyses des résidus au Canada et en France.

Tableau XI : vérification de la PH, synthèse des 3 méthodes

Tableau XII : durée de séjour en SIP en fonction des événements durant l'hospitalisation (Régression de Cox)

Tableau XIII : bilan de la PH pour « durée de séjour en SIP » en fonction des caractéristiques du patient

Tableau XIV : durée de séjour en SIP en fonction des caractéristiques des patients à l'entrée dans l'unité au Canada et en France (Régression de Cox)

Tableau XV : durée de séjour en SIP en fonction des caractéristiques des patients à l'entrée dans l'unité au Canada uniquement (Régression de Cox)

LISTE DES FIGURES

Chapitre I. Le projet de recherche

Figure 1 : consultations pour insuffisance respiratoire aiguë de 2008 à 2010 par rapport à la moyenne durant les épidémies grippales saisonnières de 1996 à 2007

Figure 2 : infections respiratoires aiguës (IRA) en médecine familiale française durant la saison 2009-2010 comparée aux minima et maxima observés à la même semaine depuis 1991

Chapitre II. L'article soumis à publication

Figure 1. Admission number per week in pediatric intensive care units in Canada (red line) and France (blue line)

Figure 2. Comparison of invasive ventilation duration in days between Canada (red line) and France (blue line) Median duration of invasive ventilation is 4 days in Canada and 6 days in France.

Chapitre III. Construction des modèles multivariés

Figure 1 : Définition d'un facteur de confusion

Figure 2 : boîtes à moustache de la distribution de la variable « âge au diagnostic » au Canada et en France.

Figure 3 : histogramme de la variable « âge au diagnostic » en France

Figure 4 : QQ-plot de la variable « âge au diagnostic » en France

Figure 5 : modèle théorique construit pour l'étude des facteurs de risques de ventilation mécanique invasive

Figure 6 : Schématisation d'une interaction ou modificateur d'effet

Figure 7 : diagramme d'étude de la linéarité de la variable « age au diagnostic » au Canada et en France

Figure 8 : histogramme des DFBétas des variables intégrées dans le modèle final au Canada

Figure 9 : durée de ventilation invasive au Canada et en France (médiane)

Figure 10 : modèle théorique des relations entre les variables pour la durée d'hospitalisation en SIP

Figure 11 : analyse graphique pour rechercher un risque de multicolinéarité entre corticoïdes et convulsion

Figure 12 : méthode graphique pour évaluer la proportionnalité des HR et entre « durée de séjour en SIP » avec « SDRA » au Canada à gauche et avec « Oseltamivir dans les 48 premières heures » en France à droite

Figure 13 : méthode graphique pour évaluer la proportionnalité des HR et entre « durée de séjour en SIP » avec « Drain thoracique » au Canada

Figure 14 : visualisation de l'interaction entre « VMI » et « oseltamivir dans les 48 premières heures »

Figure 15 : histogramme des DFBétas des variables intégrées dans le modèle final en France pour la VD « durée de séjour en SIP »

Figure 16 : Courbe de survie de la durée de séjour en SIP en fonction des caractéristiques des patients à l'entrée dans l'unité en fonction de la variable FdR-neuro au Canada (figure gauche) et en France (figure droite)

Figure 17 : répartition des censures pour la variable FdR-neuro en France

Figure 18 : Courbe de survie de la durée de séjour en SIP suivant le statut de la variable FdR-neuro et en fonction de PIM2

Figure 19 : durée de séjour en SIP au Canada suivant le statut de la variable FDR-neurologique

Liste des sigles et abréviations

SIP : soins intensifs pédiatriques
SDRA : syndrome de défaillance respiratoire aiguë
NRS : nourrisson
VMI : ventilation mécanique invasive
FdR : facteur de risque
PELOD : Pediatric Logistic Organ Dysfunction
PIM : Pediatric Index of Mortality
CHU : centre hospitalier universitaire
CRF : case report form
VI : variable indépendante
VD : variable dépendante
OR : odd ratio
HR : hazard ratio
PH: proportionnalité des hazards

Remerciements

Je tiens à remercier particulièrement le Dr Philippe Jouvet que j'ai eu le plaisir de connaître il y a plus de 15 ans à l'hôpital Necker à Paris. C'est sa présence ici à Montréal qui a rendu possible ce séjour ici. Mais c'est aussi son soutien constant durant ces 2 années qui m'a permis d'aboutir à ce résultat. Merci pour tout.

CHAPITRE I. LE PROJET DE RECHERCHE

1. La grippe

La grippe est une affection virale qui sévit sur un mode épidémique saisonnier principalement hivernal. Il s'agit d'un virus à ARN ayant 2 glycoprotéines de surface, l'hémagglutinine (H) et la neuraminidase (N), éléments majeurs pour déterminer la virulence et la contagiosité virale. Ce virus a la capacité de modifier ces glycoprotéines en mutant par exemple, par glissements antigéniques à l'origine des épidémies saisonnières. Ce type de mutation ne modifie pas la structure antigénique globale du virus si bien que les individus déjà atteints par la grippe conservent une immunité partielle limitant la diffusion du virus dans la population. Au cours de la grippe saisonnière, cette infection affecte préférentiellement la population adulte âgée, néanmoins, les virus de la grippe sont à l'origine d'une augmentation significative de la morbidité et de la mortalité chez l'enfant avec un nombre élevé d'hospitalisation et une augmentation des risques de complications sévères chez les nourrissons et les jeunes enfants.[1] Les enfants sont également l'un des vecteurs principal de la diffusion virale.[1] Le taux moyen d'hospitalisation en pédiatrie en rapport avec la grippe saisonnière est de 2,2 à 3,3 pour 1000 chez les enfants de moins de 6 mois et de 0,5 à 0,8 pour 1000 pour ceux âgés entre 6 et 23 mois.[2,3] Tous les enfants sont à risque puisque environ la moitié des enfants hospitalisés pour grippe au Canada sont des enfants sans comorbidités apparentes.[4,5] Parmi ces enfants hospitalisés, 11% nécessiteront une admission en soins intensifs pédiatriques avec un taux de mortalité évalué à 0,6% des enfants hospitalisés.[4,5] En France, la mortalité entre 0 et 4 ans, est estimée entre 0,2 et 0,5 décès pour 100 000 habitants durant les épidémies saisonnières de 1997 à 2009.[6] Durant celle de 2006-2007, les enfants de 0 à 15 ans représentaient la moitié de toutes les hospitalisations (adultes compris). Parmi ces enfants hospitalisés de moins de 5 ans, 1,3% ont été admis en soins intensifs pédiatriques et la mortalité a été de 0.1% des enfants hospitalisés dans cette tranche d'âge.[7] La grippe saisonnière est donc une pathologie induisant de nombreuses hospitalisations en pédiatrie et même si sa sévérité est modérée, cette maladie est fréquemment sous-estimée dans cette population.

2. La pandémie H1N1

Régulièrement, par réassortiments antigéniques, l'hémagglutinine change de façon radicale aboutissant à la naissance d'un nouveau virus à l'origine de pandémies. Depuis le début du 20ème siècle, 3 pandémies majeures se sont succédées dans le monde. La première pandémie du 20ème siècle, la pandémie H1N1 de 1918 appelée communément « grippe espagnole » fut caractérisée par des taux élevés de morbidité et mortalité, en particulier chez les adolescents et les adultes jeunes.[8] En 1957, la pandémie H2N2 fut caractérisée par un taux d'attaque augmenté chez les enfants âgés de 5 à 19 ans et un taux de mortalité augmenté chez les enfants mais toutefois inférieur à celui de la pandémie de 1918.[9] Enfin, la pandémie H3N2 de 1968 fut caractérisée par le plus petit excès de mortalité des pandémies du 20ème siècle.[9] Il est probable que cette diminution ait été liée à une immunisation partielle de la population contre la neuraminidase N2 déjà en circulation avec le virus H2N2.[10] Mais l'amélioration de la survie depuis le milieu du 20ème siècle est également liée à l'amélioration de la prise en charge médicale avec le développement des soins intensifs, l'avènement des antibiotiques et de la vaccination ainsi que des antiviraux.

En avril 2009, est apparu au Mexique et dans le sud-ouest des États-Unis un nouveau virus grippal de type H1N1 appelé A/California/7/2009.[11-13] Ce virus a diffusé très rapidement dans le monde entier sans respecter la saison habituelle grippale dans l'hémisphère nord, et a abouti à la première pandémie grippale du 21ème siècle.[14] Cette diffusion a été d'autant plus rapide que les échanges intercontinentaux se sont largement intensifiés depuis la précédente pandémie en 1968. De nombreuses craintes quant au risque d'atteintes sévères ont émergées en référence aux précédentes pandémies et en particulier à celle de 1918 du fait des similitudes entre les 2 virus (virus de type H1N1). Ces craintes ont été amplifiées par les premières descriptions publiées dès novembre 2009, de l'impact de la pandémie en Australie, Nouvelle-Zélande et en Amérique du Sud avec d'une part une augmentation de la mortalité et d'autre part un afflux de malades mettant les systèmes de santé en difficulté pour accomplir leur mission.[15-17] Ces descriptions ont permis de mieux préciser les particularités de cette nouvelle pandémie. Le taux d'attaque global a été estimé à 11% avec probablement un tiers d'infections asymptomatiques. Le taux de reproduction de base (nombre de personnes contaminées à partir d'une personne déjà infectée dans une population naïve) se situait entre 1,3 et 1,7 et la période d'incubation d'environ de 1,5 à 3 jours ce qui était similaire à la grippe saisonnière. Le taux global de mortalité estimé a été inférieur à 0,5% avec des variations importantes selon les pays. La population la plus touchée était les enfants d'âge scolaire mais les taux d'hospitalisation les plus élevés ont été recensés chez les enfants de moins de 5 ans, en particulier ceux de moins de 1 an. Les facteurs de risque de complication classiquement rapportés pour la grippe saisonnière étaient identiques pour la pandémie H1N1 avec quelques particularités comme la fragilité des femmes enceintes (surtout au 2ème et au 3ème trimestre), des obèses surtout ceux avec obésité morbide, et des populations autochtones comme les aborigènes d'Australie ou les premières nations d'Amérique du Nord.[14] La présentation clinique était celle d'un syndrome grippal typique mais avec des symptômes gastro-intestinaux plus fréquent qu'avec la grippe saisonnière.[14] La raison principale d'hospitalisation a été l'existence d'une pneumonie virale diffuse avec hypoxémie sévère.

3. La pandémie au Canada

Le premier cas au Canada a été rapporté le 26 avril 2009. A partir de cette date, la pandémie a diffusé dans l'ensemble du pays en 2 vagues distinctes en fin de printemps et en automne. Elle a durée 10 semaines au printemps et 12 semaines en automne et début d'hiver. L'impact de la pandémie en médecine familiale a été très important avec une augmentation majeure du nombre de consultations liées aux insuffisances respiratoires aiguës. On en a constaté 3 fois plus par rapport à la moyenne des épidémies de 1996 à 2007 (Figure 1). Il y a eu 8678 personnes hospitalisées dont 1473 en soins intensifs et 428 décès pour une population de 34 000 000 d'habitants (taux de mortalité de 1,3 pour 100 000).[18] Comme dans le reste du monde et pour chaque pandémie en comparaison avec les épidémies saisonnières grippales, un plus grand nombre de décès a été recensé chez les enfants et les adultes jeunes.[19, 20] Les populations autochtones étaient particulièrement vulnérables.[21-24] Par rapport aux épidémies hivernales saisonnières, les enfants étaient la population la plus touchée (plus de 50%), le taux d'hospitalisation était 5 fois plus élevé, la mortalité identique. L'asthme était le facteur de risque pédiatrique prédominant pour les hospitalisations en pédiatrie et en soins intensifs pédiatriques. Pour lutter contre la pandémie, le Canada a mis en place avec succès une campagne de vaccination de masse puisque la couverture vaccinale contre le virus pandémique a été l'une des plus élevée au monde (41% dans la population globale, 68% chez les moins de 4 ans). Mais la campagne a débutée trop tard pour avoir un impact significatif sur les grands indicateurs de santé publique (diminution de la mortalité de 20% et de la morbidité de 18%).[19, 25]

Figure 1 : consultations pour insuffisance respiratoire aiguë de 2008 à 2010 par rapport à la moyenne durant les épidémies grippales saisonnières de 1996 à 2007

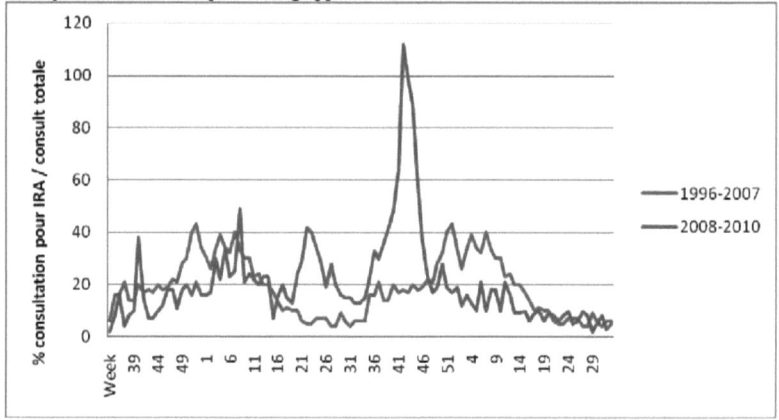

Abréviation : IRA, Insuffisance Respiratoire Aiguë
Chiffres issus de l'Agence de Santé Publique du Canada (données publiques). Rapports Hebdomadaires saison 2008-2009 du 23 au 29 août 2009 (semaine 34), et saison 2009-2010 du 15 au 28 août 2010 (semaine 33 et 34) [26]

4. La pandémie en France

Le premier cas identifié en France est rapporté le 1er mai 2009 mais la pandémie a réellement débuté en France à l'automne 2009 et n'a été constituée que d'une vague. On a estimé entre 13 et 24% le nombre de personnes contaminées par la grippe pandémique.[27] L'épidémie a duré 10 semaines avec un nombre de consultations en médecine familiale dans la fourchette basse des épidémies recensées de 1991 à 2009 (Figure 2).[28] Le taux d'hospitalisation a été estimé à 1% soit 5 fois plus que les taux observés durant les épidémies habituelles.[29] 1334 personnes ont été hospitalisées en soins intensifs dont seulement 20% sans facteurs de risque connus.[27] On a constaté un excès de mortalité respiratoire de seulement 1 pour 100000 habitants comparé à un excès de 44 pour 100 000 durant la pandémie de 1968 et de 2,9 pour 100 000 en moyenne durant les épidémies saisonnières. Par contre cette mortalité a été 10,6 fois plus importante par rapport à la grippe saisonnière chez les patients âgés de 5 à 24 ans confirmant l'impact particulier de la pandémie sur les enfants.[6] Au total, on a recensé 312 décès en avril 2010 sur l'ensemble du territoire français pour une population de 64 612 939 personnes soit un taux de mortalité de 0,5/100 000 habitants.[30] Pour lutter contre la pandémie, la France a également mis en place une campagne de vaccination de masse mais la couverture vaccinale a été très faible en dépit d'une campagne ayant débutée au même moment qu'au Canada. Le taux de vaccination était de 8% pour l'ensemble de la population et de 17,9% chez les enfants et il n'a pas permis de protéger la population.[31, 32]

Figure 2 : infections respiratoires aiguës (IRA) en médecine familiale française durant la saison 2009-2010 comparée aux minima et maxima observés à la même semaine depuis 1991

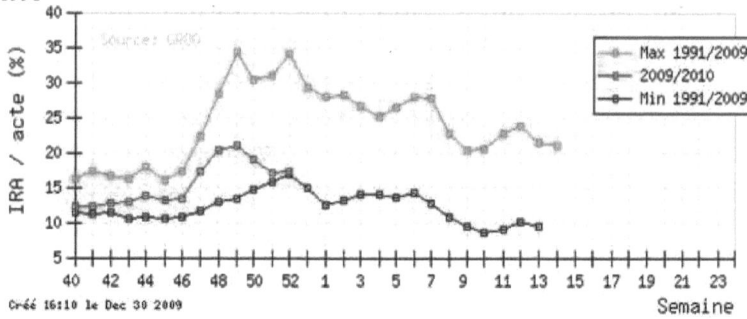

Chiffres officiels du réseau GROG (données publiques) [28]

5. L'impact sur les Soins Intensifs Pédiatriques

L'afflux de patients pédiatriques a affecté principalement les unités de soins intensifs pédiatriques et les urgences pédiatriques partout dans le monde. La présentation clinique des enfants admis a été relativement homogène avec environ 70% d'enfants présentant un facteur de risque de complication à l'entrée, entre 80 et 55% de détresse respiratoire aiguë, entre 80 et 60% de ventilation mécanique. La durée d'hospitalisation en SIP a varié de 4 jours à 12 jours, et le taux de mortalité de 7 à 47% (Tableau 1). Ces variations sont peut-être un reflet de l'accès aux soins et/ou du plateau technique des différents pays ayant publiés leurs statistiques. L'augmentation du nombre d'hospitalisation sur une période courte a eu un impact direct sur le nombre d'admission en SIP puisqu'environ 15% des enfants hospitalisés ont été admis dans ces services.[21] Au Canada, les soignants ont souvent été proches de l'épuisement professionnel à mesure que le nombre d'admission augmentait.[33] De même au Manitoba, cette augmentation de patients a pratiquement provoqué une insuffisance de ventilateur pour traiter toutes les déficiences respiratoires présentes en même temps.[34] Cela illustre l'une des difficultés majeures de la pandémie avec le risque de saturation du système de soins incapable de faire face à l'augmentation brutale de la demande. L'impact est d'autant plus brutal en pédiatrie que les unités sont petites et que les pandémies grippales atteignent préférentiellement les enfants et les adolescents.[35, 36]

Tableau I : Principales caractéristiques des enfants hospitalisés en SIP dans différents pays

	Canada*[24]	Turquie[37]	Argentine[38]	USA[39]	France[40]
Population étudiée (million d'habitants)	34	inconnue	inconnue	306	58
Cas de pH1N1 (n)	57	83	142	838	133
Comorbidité (%)	70	76	70	70	62
Admission pour détresse respiratoire (%)	83	80	56	64	73
Ventilation mécanique (%)	67	61	81	67	63
Traitement antiviral (%)	77	96	92	88	93
Durée hospitalisation SIP (médiane en jours)	6	7	12	4	4
Mortalité (%)	7	30	47	8.9	7

pH1N1: pandémie H1N1. SIP : Soins Intensifs Pédiatriques. * première vague seulement
Tableau tiré de Fléchelles et col[41]

6. Pertinence scientifique

Le taux de mortalité presque 3 fois supérieur au Canada illustre la différence d'intensité de la pandémie entre le Canada et la France. Cette gravité potentielle a été parfaitement perçue au Canada au niveau de la population avec un taux de vaccination très élevé comparativement au taux français. Elle s'est traduite dans les unités canadiennes de SIP, par du personnel soignant fatigué et par un risque patent de manque de matériel. Rien de tel ne s'est passé en France si bien que dans ce pays, le sentiment des soignants sur la gravité était que cette grippe n'était pas plus sévère qu'une classique épidémie de bronchiolite hivernale. Cette différence est à l'origine d'une divergence d'appréciation sur la gravité de cette grippe chez les soignants canadiens et français à l'origine de notre questionnement. Pour y répondre, nous avons pu utiliser 2 études de cohortes nationales collectées toutes les 2 pendant la vague automnale de la pandémie. Notre objectif a été de comprendre ces différences d'appréciation et nous avons émis l'hypothèse que la pandémie H1N1 a été plus sévère au Canada qu'en France en nous appuyant sur les taux d'incidence et les critères cliniques de sévérité.

CHAPITRE II. L'ARTICLE SOUMIS POUR PUBLICATION

Pandemic influenza A (H1N1)pdm09: Canada and France comparison of two national cohorts of critically ill children.

[1,2]Olivier Fléchelles MD, [3]Olivier Brissaud MD, [4]Robert Fowler MD, [5]Thierry Ducruet MD, [1]Philippe Jouvet MD PhD; Pediatric Canadian Critical Care Trials Group H1N1 Collaborative and Groupe Francophone de Réanimation et Urgences Pédiatriques.

[1] Pediatric ICU, Sainte-Justine Hospital, Montreal, Québec, Canada

[2] Pediatric and Neonatal ICU, MFME Hospital, Fort de France, Martinique, France

[3] Pediatric and Neonatal ICU, Hôpital des enfants, CHU Bordeaux, Bordeaux, France

[4] Department of Critical Care Medicine, Sunnybrook Hospital University of Toronto, Toronto, Ontario, Canada

[5] Research Center, Sainte-Justine Hospital, Montreal, Québec, Canada

This study was financially supported by "Réseau en Santé Respiratoire du FRSQ", the Canadian Institutes of Health Research (CIHR) and the Public Health Agency of Canada. P Jouvet received a salary from "Fonds de Recherche du Québec –Santé", O Fléchelles from CIHR - Quebec Respiratory Health Training Program and R Fowler from the Heart and Stroke Foundation (Ontario).

Address for correspondence:

Philippe Jouvet, MD, PhD
Soins Intensifs Pédiatriques

Hôpital Sainte Justine
3175 chemin Côte Sainte Catherine
Montréal (Québec) H3T 1C5 - Canada
Tel.: + 1 514 345 4927
Fax: + 1 514 342 7731
e-mail address : philippe.jouvet@umontreal.ca

Pediatric Canadian Critical Care Trials Group pH1n1 Collaborative.
Philippe Jouvet MD, CHU Sainte-Justine (Montréal); *Ari Joffe MD*, Stollery Children's Hospital (Edmonton); *Marc André Dugas MD*, Centre Hospitalier de l'Université Laval – CHUL (Québec); *Davinia Withington MD*, Montreal Children's Hospital (Montreal); *Miriam Santschi MD*, Centre Hospitalier Universitaire de Sherbrooke – CHUS (Sherbrooke); *Jill Barter MD*, Janeway Children's Health and Rehabilitation Centre (St-John's); *Chris Soder MD*, IWK Health Centre (Halifax); *Kusum Menon MD*, Children's Hospital of Eastern Ontario – CHEO (Ottawa); *Basem Alsaati MD*, Kingston General Hospital (Kingston); *Jamie Hutchison MD*, Hospital for Sick Children (Toronto); *Karen Choong*, Hamilton Health Sciences (Hamilton); *Alik Kornecki MD*, London Health Sciences Centre (London); *Murray Kesselman MD and Stasa Veroukis MD*, Winnipeg Children's Hospital (Winnipeg); *Tanya Holt MD*, Royal University Hospital (Saskatoon); *Elaine Gilfoyle MD*, Alberta Children's Hospital (Calgary); *Peter Skippen MD*, BC Children's Hospital (Vancouver); *Jeff Burzynski MD*, Vancouver Island Health Authority (Victoria)

Groupe Francophone de Réanimation et Urgences Pédiatriques.
Astrid Botte MD– François Dubos MD,PhD, Hôpital Jeanne de Flandre, Centre Hospitalier Régional Universitaire de Lille (Lille); *Gérard Krim MD*, Centre Hospitalier Universitaire Amiens (Amiens); *Odile Noizet MD*, Centre Hospitalier Universitaire de Reims (Reims); *Mikael Jokic MD,PhD*, Hôpital Femme-Enfant-Hématologie, Centre Hospitalier Universitaire de Caen (Caen); *Stéphane Dauger MD,PhD – François Angoulvant MD*, Hopital Robert Debré – Assistance Publique – Hôpitaux de Paris (Paris); *Laurent Dupic MD – Gérard Chéron MD,PhD*, Hopital Necker Enfant-Malades - Assistance Publique – Hôpitaux de Paris (Paris); *Sylvain Renolleau MD,PhD*, Hopital Trousseau - Assistance Publique – Hôpitaux de Paris (Paris); *Jean Bergougnoux MD*, Hopital Kremlin-Bicêtre - Assistance Publique – Hôpitaux de Paris (Paris); *Isabelle Bunker MD – Nicolas Joram MD*, Centre Hospitalier Universitaire Nantes (Nantes); *Armelle Garenne MD*, Centre Hospitalier Universitaire de Brest (Brest); *Jean-Claude Granry MD,PhD*, Centre Hospitalier Universitaire Angers (Angers); *Antoine Bouissou MD*, Hôpital Clocheville, Centre Hospitalier Universitaire de Tours (Tours); *Paul Nolent*

MD – *Olivier Richer MD*, Hôpital Pellegrin, Centre Hospitalier Universitaire de Bordeaux (Bordeaux); *Marie-Odile Marcoux MD* – *Isabelle Claudet MD*, Hôpital des Enfants, Centre Hospitalier Universitaire de Toulouse (Toulouse); *Jean-Pascal Saulnier MD*, Centre Hospitalier Universitaire de Poitiers (Poitiers); *Sophie Keterer MD*, Hôpital de la mère et de l'Enfant, Centre Hospitalier Universitaire Limoges (Limoges); *Benoit Bœuf MD*, Hôpital Estaing, Centre Hospitalier Universitaire Clermont-Ferrand (Clermont-Ferrand); *Etienne Javouhey MD,PhD* – *Robin Pouyau MD* - Hôpital Femme Mère Enfant, Centre Hospitalier Universitaire Lyon (Lyon); *Isabelle Wrobleski MD*, Hôpital Couple Enfant, Centre Hospitalier Universitaire de Grenoble (Grenoble); *Jean-Bernard Gouyon MD*, Hôpital Femme-Enfant, Centre Hospitalier Universitaire Dijon (Dijon); *Gérard Thiriez MD,PhD*, Centre Hospitalier Universitaire de Besançon (Besançon); *Christophe Milesi MD*, Hôpital Arnaud de Villeneuve, Centre Hospitalier Universitaire de Montpellier (Montpellier); *Serge Le Tacon MD*, Hôpital d'Enfants, Centre Hospitalier Universitaire Nancy-Brabois (Nancy); *Philippe Desprez MD*, Centre Hospitalier Universitaire Hautepierre (Strasbourg)

Abstract

Background: The pandemic influenza A (H1N1)pdm09 resulted in a large number of admissions to pediatric intensive care units (PICUs). The objective of the study was to compare the incidence and mortality rate of children admitted to PICU in autumn 2009 between France and Canada, two countries that essentially differed by their population immunization to this virus (first pandemic wave in summer and vaccine coverage >50% in Canada; no wave in summer and vaccine coverage of 18% in France).

Methods: We compared two national cohorts that included all patients with documented H1N1pdm09 infection, admitted to a PICU in Canada and in France between October 1st 2009 and January 31st 2010.

Results: In Canada, 160 children (incidence=2.63/100,000 children) in 6 weeks were hospitalized in PICU compared to 125 children (incidence=1.15/100,000) in 11 weeks in France (p<0.001). Prior vaccination was under 25% among critically ill children in both countries. Severity of illness at PICU admission and mortality rates were similar in Canada and France (6.5%, vs 4.4 p=0.45, respectively). In Canada, H1N1pdm09 vaccination was associated with a decreased risk of requiring invasive ventilation (Odd Ratio 0.30, 95%Confidence Interval 0.11-0.83, p=0.02). In Canada as compared to France, median PICU length of stay and invasive ventilation durations were shorter (2.9 vs 3 days, p=0.03 and 4 vs 6 days, p=0.02, respectively).

Conclusion: Critically ill Canadian and French children were much less likely to have received prior vaccination against influenza A (H1N1) pdm09 in comparison to all children in the populations. In Canada, where vaccination rate was higher, the risk of severe respiratory failure was less among those critically ill children receiving prior vaccination.

Introduction

By March 2009, pandemic influenza A (H1N1)pdm09 had begun to spread from Mexico throughout the globe. The epidemiology of the first pandemic wave in Canada revealed that A(H1N1)pdm09 affected young healthy patients in addition to patients with underlying conditions. The severity of illness was high, predominantly due to severe hypoxic respiratory failure, resulting in prolonged pediatric intensive care unit (PICU) length of stay and mechanical ventilation, in comparison to seasonal influenza.[1] Countries from Southern Hemisphere also confirmed early patterns of severity of illness including higher mechanical ventilation rate and mortality rate than previously observed with seasonal influenza.[2, 3]

The study of influenza A (H1N1)pdm09 vaccination impact on pandemic evolution is not easy to conduct as we need to compare regions or countries with similar characteristics that differ in vaccination rate. Canada and France are two developed industrial countries - gross domestic product par capita, 15th and 23rd rank in the world, respectively - with similar per capita health expenditures.[4, 5] Their climates during autumn are similar (average temperature (low/high) are 0°C to 15°C in Canada and 5°C to 20°C in France). France and Canada have similar health care systems in that they are based on social health insurance to provide near universal coverage to the adult and pediatric population. Family practitioners provide primary health care in each country and most vaccine delivery does not require out-of-pocket payments. The number of pediatric intensive care unit are also similar (2.9 bed/100 000 children under 15 years in

Canada and 2.5 beds per 100 000 children in France).[6, 7] During the pandemic, treatment recommendations were the same according to World Health Organization (WHO). Although oseltamivir initially had a restriction caution for children under 2 years of age in Canada, and under 1 year of age in France[3] After the October 27 2009 in Canada and the December 10 2009 in France, these restrictions were abolished.[8, 9] Vaccination campaigns were organized in the two countries with the same priority groups and guidelines.[10-12] The campaigns started the October 18th 2009 in Canada and the October 27th 2009 in France.[13]

A key difference between the two countries vaccination experience was in the whole population coverage rate (41% in Canada and 8% in France), and even greater difference in the entire pediatric coverage rate (>50% in children in Canada and 18% in France).[6, 14-16] In order to explore the impact of this difference on burden of severe illness, we studied the incidence of intensive care unit admission and subsequent morbidity and mortality in the pediatric population, those who were most sensitive to the pandemic.[17-19]

Methods

Study design

We compared pandemic influenza A (H1N1)pdm09 incidence and severity in children between Canada and France using two multicenter national databases. Data collection was prospective in all Canadian PICUs (n=17). In France, data collection was both prospective and retrospective in 25 of 29 French PICUs. Four French PICUs did not participate to the study. Participating institution research ethics boards approved study procedures in each country. The need for *a priori* informed consent was waived given the non-interventional study design. All patients less than 18 years old admitted to a participating PICU in Canada and France, with documented A(H1N1)pdm09 infection between October 1 2009 to January 31 2010, were included. Documented A(H1N1)pdm09 corresponded to World Health Organization criteria in both countries: any specimen yielding influenza A(H1N1)pdm09 by polymerase chain reaction and/or viral culture.[20] Variables in common between the two databases were identified (appendix 1). These common variables are listed in appendix 2.

Data collection and outcomes

The data collected in both cohorts included demographic characteristics, vaccination history, comorbid conditions, admission severity of illness with the PELOD (Pediatric Logistic Organ Dysfunction)[21] and PIM2 (Pediatric Index of Mortality 2)[22] scores, and intensive care management. The geographic area of 17 Canadian PICUs corresponded to a pediatric population (under 15 years of age) of 5,600,000 children.[23] The 25 French

PICUs corresponded to coverage of a pediatric population (under 15 years of age) of 10,211,458 children.[24]

The study's primary outcome was the mortality. We also assessed A(H1N1)pdm09 incidence, the timing of the epidemic peak and the epidemic duration, the incidence and duration of invasive ventilation, PICU length of stay between the two countries. Mechanical ventilation was considered *invasive* if delivered through an endotracheal tube or a tracheostomy. The duration of each episode of mechanical ventilation was defined as the time from intubation to final extubation or death. Mechanical ventilation was considered *non-invasive* if delivered through a nasal or facemask interface. Total duration of ventilation corresponded to the sum of the periods of both invasive and non-invasive ventilation.

Statistical analysis

Descriptive statistics included counts and proportions, means (and standard deviations), medians (and interquartile ranges) as appropriate. Incidence and incidence curves were calculated using as a denominator, the number of susceptible patients in the population in each country from Statistics Canada and the "Institut National de la Statistique et des Etudes Economiques" in France. We used Kaplan-Meier survival curves to graphically examine survival over time. We compared the two countries using bivariate analysis including Pearson's chi-squared test or Fisher's exact test for categorical variables. Student's t-test, Wilcoxon rank-sum test or the log-rank test, were used for continuous variables. To assess associations between patient or country factors and outcomes, we performed a multivariate logistic regression for invasive ventilation risk and Cox proportional hazards modeling for time-dependent variables such as length of stay and invasive ventilation duration. Because data came from two different cohorts, there were heterogeneity in data distributions, obligating country-specific analyses for many variables. Variables used in final multivariate models met the following criteria: factors of clinical interest or possibly associated with the outcomes (p<0.1 in univariate analysis) and with few (<5%) missing values in each country. All variables were tested for excessive (>0.80) colinearity. For Cox regression modeling, variables respected the proportional hazards assumption. Analyses were considered statistically significant at α <0.05. SPPS version 19 was used for all analyses.

Results

Epidemiologic data

In total 285 children were included, 160 in Canada (147 under 15 years old) and 125 in France (117 under 15 years old). The rate of admission to PICU due to A(H1N1)pdm09 was 2.63 per 100,000 children in Canada and 1.15 per 100,000 children in France (Table 1). The incidence curves showed a higher peak (41 versus 17 admissions per week, both during week 45) but shorter pandemic period (6 versus 11 weeks) in Canada compared to France (Figure 1).

Baseline characteristics and health status on admission (Table 1)

The sex-ratios and age distribution of critically ill children were similar in Canada and in France. Prior vaccination rate at PICU admission was higher in Canada than in France (21% versus 2% children respectively, p<0.001), and in both countries, prior vaccination rate among critically ill patients was substantially lower than the general pediatric population (p<0.001, using conservative estimates of 50% in children in Canada and 18% in France). Co-morbid conditions were common in both Canada and France but individual distributions were different.

Clinical presentation and hospital course

The most common reason for PICU admission was lower respiratory infection in both Canada (63%) and France (72%) and clinical presentations at admission were similar between the two countries (Table 1). The mean organ dysfunction score (PELOD score) at day one and mean predicted mortality score (PIM 2 score) were similar. During hospitalization, there was a higher rate of ARDS, nosocomial infection, nosocomial pulmonary infection, and seizures in France (Table 2).

Outcomes

Mortality rate (4.4% versus 6.5%, p=0.45) and rate of invasive mechanical ventilation (49% versus 40%, p=0.14) were similar in Canada and France (Table 2). The duration of invasive ventilation (median, 6 days vs 4 days, p=0.02) (Figure 2) and total (invasive and non-invasive) mechanical ventilation (5 days vs 4 days, p=0.07) was longer in France than in Canada (Table 2). The mean PICU length of stay was longer in France (8.2 days vs 5.7 days, p=0.03) but median PICU length of stay was not clinically different (3 days vs 2.9 days). Among Canadian patients, independent multivariate analyses showed that H1N1 vaccination and asthma were associated with almost 4-fold decrease risk of invasive ventilation: OR 0.3 (95%CI 0.11-0.83, p=0.02) and OR 0.23 (95%CI 0.09-0.64, p=0.004), respectively (Table 3).

Discussion

In this bi-national observational study of pandemic influenza A (H1N1)-associated critically illness in children, we found that prior pandemic influenza H1N1 vaccination was less common among critically ill children in comparison to the general paediatric population, and that receipt of vaccination was associated with a decreased requirement for invasive ventilation. In Canada, with greater prior vaccination among critically ill patients, the PICU course was less severe, with shorter invasive ventilation duration and PICU length of stay, less evolution to ARDS, and fewer subsequently acquired bacterial infections (Table 2).

Despite a higher vaccine rate and a previous exposure to the virus in Canada, the incidence of critically ill children admitted in intensive care due to Influenza A(H1N1)pdm09 during autumn 2009 was twice as high in Canada when compared to France. Yet, among critically ill children, mortality rate was similar between the two countries. We originally hypothesized that the higher child vaccination rate in Canada (>50% versus 18 % in France) and previous exposure to influenza A(H1N1)pdm09 during the first pandemic wave in the Spring of 2009 would have protected Canadian children from critical illness in autumn 2009. This hypothesis was based on the following arguments: *1)* previous exposure to influenza A(H1N1)pdm09 has increased population immunization, *2)* adjuvant pandemic vaccine has an effectiveness up to

97%,[25-27] *3)* influenza vaccination coverage rate above 45% reduces influenza transmission,[28] *4)* modeling studies suggested that vaccination campaign was associated with a mortality and morbidity decrease of 20% and 18% respectively.[29] Other factors previously identified as contributory to outbreak spread include proximity to the first infectious focus, human mobility, reproduction number, generation time, population susceptibility, age pyramid, school calendar, and climate.[30] None of these factors clearly differed between the two countries. Distance from first infection focus was no more an important factor in autumn 2009 as the virus already spread all other the world.[31] Overall virus characteristics also seemed similar: (1) same pandemic strain, H1N1 A/California/04/2009 predominated in Canada and France; (2) same intrinsic virus factors such as reproduction number (average number of secondary cases caused by one index case) and generation time (time interval between date of infection in one case and that in its infectors);[32, 33] and, (3) no substantial differences in resistance to oseltamivir.[34-36] School calendar was quite similar between the two countries except that there was autumn school holidays in France that may explain the slight decrease in incidence during week 45 and 46 (figure 1) but not the difference in incidence observed between the two countries. Age distribution in a country is also crucial. Attack rate depends on age distribution, especially the number of children under 15 years old.[31, 37] Importance of school-aged children on influenza A(H1N1)pdm09 transmission is due to higher virus susceptibility (lower sero-prevalence rate before outbreak beginning) compared to older habitants, and to higher contact rate with other people that facilitates virus transmission in the whole population. However if age pyramid was the explanation for the difference in incidence between Canada and France, we would have expected more critically ill children in French PICUs as children under 15 years old correspond to 16.4% in Canada of the population and 18.3% in France.[23, 24] The climate and absolute humidity is also an important factor influencing virus spread because virus transmission is generally greater with dry weather and people live closer to each other.[38] These facts explain partially why seasonal influenza is predominant in winter but doesn't explain the incidence curves difference between France and Canada because climate and humidity in autumn are quite similar in the two countries.

A further hypothesis is that the influenza A(H1N1)pdm09 virus virulence and/or host response was different between the two countries. The host characteristics seemed to be similar. Patients were similar at admission including the number of children admitted with underlying chronic conditions, organ dysfunction score, mortality scores at admission and clinical presentation at admission (Table 1). Importantly, our study has found that additional national, geography-specific, and/or further unappreciated factors likely exhibit substantial residual influence on the incidence of pandemic influenza in differing global regions

It has also been shown that influenza A(H1N1)pdm09 strains virulence can vary considerably in animals and in humans.[35, 39-42] Some specific strains were associated with severe diseases in Canada and France but the proportion of these virulent strains in Canada and France is incompletely reported. Differing virulence could underlie the increase in incidence of critical illness in Canada, as well as the increase in mortality observed in Argentina or Turkish pediatric cohorts when compared to North America, European and Australian-New Zealand cohorts.[43-46]

Our study has several limitations that should be noted. First, admission criteria in PICUs are not standardized across countries and this can impact the incidence of PICU admission and inferred critical illness if a country PICU criteria result in the admission of sicker patients when compared to another country. However, several arguments are in favor of similar admission criteria between Canada and France, including: (1) the number of PICU beds per capita was similar; (2) patients displayed similar organ failure score (PELOD score) and predicted risk of mortality (PIM 2) at admission in PICU (Table 1). On the other hand, this difference in ICU admission rate was also observed in adults intensive care units where A(H1N1)pdm09-associated admissions occurred in 3.5/100,000 people in Canada and 2.1/100,000 people in France (OR = 1.7).[47, 48] Second, the two national cohorts used similar but not identical case report forms. Therefore, we needed to compare similar variables that may have been collected in slightly unique ways in order to compare the two cohorts (figure 1). In order to address this point for future outbreaks and pandemics, a number of national critical care research consortia initiated the International Forum of Acute Care Trialists (InFACT) which seeks to improve the care of acutely ill patients around the world by harmonizing case report forms and definitions.[49] This goal has been further advanced by the International Severe Acute Respiratory and Emerging Infection Consortium (ISARIC). Third, the incidence of critically ill children admitted in intensive care due to Influenza A(H1N1)pdm09 was calculated using the number of children under 15 years of age in each country because it was the available in common for both "Statistics Canada" and the "Institut National de la Statistique et des Etudes Economiques".[23, 24] However, the incidence estimation was probably similar if we would have studied the incidence in children younger than 18 years of age as children under 15 year-old represent 93.6% and 92.0% of all PICU patients in in Canada and France respectively.

In conclusion, in both Canada and France, critically ill children were much less likely to have received prior vaccination against influenza A (H1N1) pdm09 in comparison to all children in the populations. In Canada, where vaccination rate was higher, the risk of severe respiratory failure was less among those critically ill children receiving prior vaccination. However, numerous and still uncertain factors influence differences in pandemic influenza incidence and severity in different regions of the world, even among countries with similar population characteristics, access to health care resources and response systems.

ACKNOWLEDGMENTS

We thank patients and their families; healthcare professionals who delivered exemplary care to our patients, and research assistants who worked tirelessly, in the face of uncertain risks.

References

1. Jouvet P, Hutchison J, Pinto R, Menon K, Rodin R, Choong K, et al. Critical illness in children with influenza A/pH1N1 2009 infection in Canada. Pediatric critical care medicine : a journal of the Society of Critical Care Medicine and the World Federation of Pediatric Intensive and Critical Care Societies. 2010; **11**(5): 603-9.

2. Torres SF, Iolster T, Schnitzler EJ, Farias JA, Bordogna AC, Rufach D, et al. High mortality in patients with influenza A pH1N1 2009 admitted to a pediatric intensive care unit: a predictive model of mortality. Pediatr Crit Care Med. 2012; **13**(2): e78-83.

3. Webb SA, Pettila V, Seppelt I, Bellomo R, Bailey M, Cooper DJ, et al. Critical care services and 2009 H1N1 influenza in Australia and New Zealand. N Engl J Med. 2009; **361**(20): 1925-34.

4. World Bank. World Development Indicators database. 2011.

5. Department of Health Statistics and Informatics. World Health Statistics 2012. 2012. p. 1-180.

6. Dauger S. Regard d'un pédiatre sur l'enseignement de la réanimation pédiatrique. 2010. p. 1-31.

7. Stiff D, Kumar A, Kissoon N, Fowler R, Jouvet P, Skippen P, et al. Potential pediatric intensive care unit demand/capacity mismatch due to novel pH1N1 in Canada. Pediatric critical care medicine : a journal of the Society of Critical Care Medicine and the World Federation of Pediatric Intensive and Critical Care Societies. 2011; **12**(2): e51-7.

8. Jamieson B, Jain R, Carleton B, Goldman RD. Use of oseltamivir in children. Can Fam Physician. 2009; **55**(12): 1199-201.

9. Ministère de la Santé et des Sports. Diaporama d'information sur la grippe A(H1N1) 2009 (données épidémiologiques et cliniques, diagnostic, vaccination, traitement). 2009.

10. World Health Organization. Pandemic (H1N1) 2009 briefing note 2: WHO recommendations on pandemic (H1N1) 2009 vaccines. Geneva: World Health Organization; 2009.

11. Brien S, Kwong JC, Charland KM, Verma AD, Brownstein JS, Buckeridge DL. Neighborhood Determinants of 2009 Pandemic A/H1N1 Influenza Vaccination in Montreal, Quebec, Canada. American Journal of Epidemiology. 2012.

12. Ministère de la Santé et des Sports. Nouvelle recommandations sur la prise en charge des patients grippés (10 décembre 2009). 2009.

13. Ministère de la Santé et des Sports. Lancement de la campagne vaccinale contre la grippe A(H1N1) dans les centres de vaccination. 2009.

14. Ministère de la Santé et des Services Sociaux. Statistiques descriptives de la grippe pandémique A (H1N1). 2010.

15. Bone A, Guthmann JP, Nicolau J, Levy-Bruhl D. Population and risk group uptake of H1N1 influenza vaccine in mainland France 2009-2010: results of a national vaccination campaign. Vaccine. 2010; **28**(51): 8157-61.

16. Weil-Olivier C, Lina B. Vaccination coverage with seasonal and pandemic influenza vaccines in children in France, 2009-2010 season. Vaccine. 2011; **29**(40): 7075-9.

17. Dawood FS, Jain S, Finelli L, Shaw MW, Lindstrom S, Garten RJ, et al. Emergence of a novel swine-origin influenza A (H1N1) virus in humans. N Engl J Med. 2009; **360**(25): 2605-15.

18. Preliminary analysis of influenza A(H1N1)v individual and aggregated case reports from EU and EFTA countries. Euro surveillance : bulletin europeen sur les maladies transmissibles = European communicable disease bulletin. 2009; **14**(23): 19238.

19. World Health Organization. Epidemiological summary of pandemic influenza A (H1N1) 2009 virus – Ontario, Canada, June 2009. Weekly Epidemiological Record (WER). 20 November 2009 ed: World Health Organization; 2009. p. 485-92.

20. World Health Organization. WHO information for laboratory diagnosis of new influenza A(H1N1) virus in humans. 2009: 1-12.

21. Leteurtre S, Duhamel A, Grandbastien B, Lacroix J, Leclerc F. Paediatric logistic organ dysfunction (PELOD) score. Lancet. 2006; **367**(9514): 897; author reply 900-2.

22. Slater A, Shann F, Pearson G. PIM2: a revised version of the Paediatric Index of Mortality. Intensive care medicine. 2003; **29**(2): 278-85.

23. Statistics Canada. 2006 Census: portrait of the Canadian Population in 2006, by age and sex: national portrait: more seniors, fewer children. 2006 [cited 2012 16 december]; 2009-09-22:[Available from: http://www12.statcan.ca/census-recensement/2006/as-sa/97-551/p2-eng.cfm

24. Insee. La pyramide des âges au premier janvier 2006. Insee Résultats : La situation démographique en 2005 - Mouvement de la population. 2006: 1-3.

25. Wichmann O, Stocker P, Poggensee G, Altmann D, Walter D, Hellenbrand W, et al. Pandemic influenza A(H1N1) 2009 breakthrough infections and estimates of vaccine effectiveness in Germany 2009-2010. Euro Surveill. 2010; **15**(18).

26. Yin JK, Chow MY, Khandaker G, King C, Richmond P, Heron L, et al. Impacts on influenza A(H1N1)pdm09 infection from cross-protection of seasonal trivalent influenza vaccines and A(H1N1)pdm09 vaccines: systematic review and meta-analyses. Vaccine. 2012; **30**(21): 3209-22.

27. Van Buynder PG, Dhaliwal JK, Van Buynder JL, Couturier C, Minville-Leblanc M, Garceau R, et al. Protective effect of single-dose adjuvanted pandemic influenza vaccine in children. Influenza Other Respi Viruses. 2010; **4**(4): 171-8.

28. Grijalva CG, Zhu Y, Simonsen L, Mitchel E, Griffin MR. The population impact of a large school-based influenza vaccination campaign. PloS one. 2010; **5**(11): e15097.

29. Conway J, Tuite A, Fisman D, Hupert N, Meza R, Davoudi B, et al. Vaccination against 2009 pandemic H1N1 in a population dynamical model of Vancouver, Canada: timing is everything. BMC Public Health. 2011; **11**(1): 932.

30. Flechelles O, Fowler R, Jouvet P. H1N1 pandemic: clinical and epidemiologic characteristics of the Canadian pediatric outbreak. Expert Rev Anti Infect Ther. 2013; **11**(6): 555-63.

31. Merler S, Ajelli M, Pugliese A, Ferguson NM. Determinants of the Spatiotemporal Dynamics of the 2009 H1N1 Pandemic in Europe: Implications for Real-Time Modelling. PLoS Comput Biol. 2011; **7**(9): e1002205.

32. Boëlle P-Y, Ansart S, Cori A, Valleron A-J. Transmission parameters of the A/H1N1 (2009) influenza virus pandemic: a review. Influenza and Other Respiratory Viruses. 2011; **5**(5): 306-16.

33. Renault P, D'Ortenzio E, Kermarec F, Filleul L. Pandemic influenza 2009 on Reunion Island: a mild wave linked to a low reproduction number. PloS Currents. 2010; **2**(jan, 19): 1-5.

34. Public Health Agency of Canada. Fluwatch week 17. Fluwatch. 2010; **April 25, 2010 to May 1, 2010**.

35. Rousset D, Bouscambert-Duchamp M, Enouf V, Valette M, Grog I, Caro v, et al. Épidémie de grippe A(H1N1)2009 en France : les paramètres virologiques. Bulletin Epidémiologique Hebdomadaire. 2010; **24-25-26**(29 juin 2010): 272-4.

36. Clinical Aspects of Pandemic 2009 Influenza A (H1N1) Virus Infection. New England Journal of Medicine. 2010; **362**(18): 1708-19.

37. Sikora C, Fan S, Golonka R, Sturtevant D, Gratrix J, Lee BE, et al. Transmission of pandemic influenza A (H1N1) 2009 within households: Edmonton, Canada. Journal of Clinical Virology. 2010; **49**(2): 90-3.

38. Shaman J, Kohn M. Absolute humidity modulates influenza survival, transmission, and seasonality. Proc Natl Acad Sci U S A. 2009; **106**(9): 3243-8.

39. Meunier I, Embury-Hyatt C, Stebner S, Gray M, Bastien N, Li Y, et al. Virulence differences of closely related pandemic 2009 H1N1 isolates correlate with increased inflammatory responses in ferrets. Virology. 2012; **422**(1): 125-31.

40. Song MS, Pascua PN, Choi YK. Virulence of pandemic (H1N1) 2009 influenza A polymerase reassortant viruses. Virulence. 2011; **2**(5): 422-6.

41. Camp JV, Chu YK, Chung DH, McAllister RC, Adcock RS, Gerlach RL, et al. Phenotypic Differences in Virulence and Immune Response in Closely Related Clinical Isolates of Influenza A 2009 H1N1 Pandemic Viruses in Mice. PloS one. 2013; **8**(2): e56602.

42. Anton A, Marcos MA, Martinez MJ, Ramon S, Martinez A, Cardenosa N, et al. D225G mutation in the hemagglutinin protein found in 3 severe cases of 2009 pandemic influenza A (H1N1) in Spain. Diagn Microbiol Infect Dis. 2010; **67**(2): 207-8.

43. Kendirli T, Demirkol D, Yildizdas D, Anil AB, Asilioglu N, Karapinar B, et al. Critically ill children with pandemic influenza (H1N1) in pediatric intensive care units in Turkey. Pediatr Crit Care Med. 2012; **13**(1): e11-7.

44. Yung M, Slater A, Festa M, Williams G, Erickson S, Pettila V, et al. Pandemic H1N1 in children requiring intensive care in Australia and New Zealand during winter 2009. Pediatrics. 2011; **127**(1): e156-63.

45. Randolph AG, Vaughn F, Sullivan R, Rubinson L, Thompson BT, Yoon G, et al. Critically Ill Children During the 2009–2010 Influenza Pandemic in the United States. Pediatrics. 2011.

46. Farias JA, Fernandez A, Monteverde E, Vidal N, Arias P, Montes MJ, et al. Critically ill infants and children with influenza A (H1N1) in pediatric intensive care units in Argentina. Intensive care medicine. 2010; **36**(6): 1015-22.

47. Vaux S, Brouard C, Fuhrman C, Turbelin C, Cohen J, Valette M, et al. Dynamique et impact de l'épidémie A(H1N1)2009 en France métropolitaine, 2009-2010. Numéro thématique - Épidémie de grippe A(H1N1)2009 : premiers éléments de bilan en France. Bulletin Epidémiologique Hebdomadaire. 2010; **24-25-26**(29 juin 2010): 259-64.

48. Helferty M, Vachon J, Tarasuk J, Rodin R, Spika J, Pelletier L. Incidence of hospital admissions and severe outcomes during the first and second waves of pandemic (H1N1) 2009. Canadian Medical Association Journal. 2010; **182**(18): 1981-7.

49. Canadian Critical Care Trials Groups. InFACT a global Initiative. 2010 [cited 2013 July 6th]; Available from: http://www.infactglobal.org/

Table 1. Characteristics of critically ill children with influenza A(H1N1)pdm09 virus at admission to the pediatric intensive care unit in two countries.

	Canada n=160	France n=125	OR (95% CI) Canada/France	P Value
Incidence rate (/100000 children)	2.63	1.15	2.33 (1.85-2.95)	<0.001
Age, mean (SD), y	6.6 (0.40)	5.5 (0.48)	NA	0.09
Weight, mean (SD), kg	25.9 (1.62)	20.1 (1.45)	NA	0.01
Female gender, n (%)	68 (42)	56 (45)	0.91 (0.57-1.46)	0.70
Vaccination H1N1, n (%)	34 (21)	2 (2)	16.6 (3.90-70.6)	<0.001
Underlying chronic conditions, n (%)				
Any underlying conditions	102 (64)	93 (74)	0.60 (0.36-1.01)	0.05
Infant < 1year old	21 (13)	32 (25)	0.44 (0.24-0.81)	0.007
Lung disease	65 (40)	29 (23)	2.26 (1.34-3.82)	0.002
Asthma	42 (26)	16 (13)	2.40 (1.29-4.56)	0.005
Chronic lung disease	33 (20.6)	14 (11.2)	2.06 (1.05-4.05)	0.03
Cystic fibrosis	0 (0)	2 (2)	NA	NA
BPD	4 (2)	4 (3)	0.78 (0.19-3.16)	0.73*
Tracheostomy	5 (3)	1 (1)	4.00 (0.46-33.3)	0.24*
Congenital Heart Disease	24 (15)	3 (2)	7.18 (2.11-24.4)	<0.001
Neurological disease	31 (19)	19 (15)	1.33 (0.71-2.50)	0.36
Seizure disorder	19 (12)	5 (4)	3.23 (1.18-9.09)	0.02
Immunosuppressive disorder	11 (7)	9 (7)	0.95 (0.38-2.37)	0.91
Diabetes mellitus	6 (3.8)	0 (0)	NA	0.04*
Renal insufficiency	7 (4)	1 (1)	5.56 (0.69-50.0)	0.08*
Others diseases	32 (20)	28 (22)	0.87 (0.95-1.54)	0.62
PELOD score, mean (SD) ǂ	6.67 (0.82)	7.80 (1.47)	NA	0.47
PIM2 score, mean (SD) #	8.47 (1.05)	9.74 (2.77)	NA	0.67
Clinical presentation at admission				
Lower respiratory infection, n (%)	101 (63)	90 (72)	0.67 (0.40-1.10)	0.11
CNS infection, n (%)	2 (1)	7 (6)	0.21 (0.04-0.99)	0.04
Shock, n (%)	13 (8)	6 (5)	1.75 (0.65-4.76)	0.26
Other, n (%)	48 (30)	35 (29)	1.10 (0.67-1.85)	0.90
Bacterial infection at admission, n (%)	22 (14)	27 (22)	0.58 (0.31-1.07)	0.08

Abbreviations: CI, confidence interval; NA, not applicable; BPD, broncho-pulmonary dysplasia; PELOD, pediatric logistic organ dysfunction; PIM2, paediatric index of mortality revised version; OR, odd ratio; CI, confidence interval; NA, not available; SD, standard deviation

Definitions: Chronic lung disease = chronic restrictive lung syndrome and chronic upper airway disease and tracheo/bronchomalacia and obstructive sleep apnea and recurrent aspiration into lungs and others; Immune deficit = oncologic disorder and HIV and hemoglobinopathy.

*: Fisher's exact test, ǂ missing values PELOD: 42.4% in France, 1.9% in Canada; #missing values PIM2: 37.6% in France, 0% in Canada

Table 2: Hospital course of critically ill children with influenza A(H1N1)pdm09 infection in two countries. A bivariate analysis compared mortality, organ dysfunction, nosocomial infection and anti-viral treatment between the two countries.

	Canada n=160	France n=125	OR (95% CI), Difference	P Value
Time-dependent variables, median [25th 75th percentile], days				
PICU length of stay	2.9 [2.1-3.6]	3.0 [1.8-4.2]	0.1	0.03
Duration of mechanical ventilation	4.0 [2.8-5.2]	5.0 [3.2-6.8]	1.0	0.07
Duration of invasive ventilation	4.0 [2.9-5.1]	6.0 [4.6-7.4]	2.0	0.02
Categorical variables, n (%)				
Mortality	7 (4.4)	8 (6.5)	0.67 (0.24-1.90)	0.45
Respiratory dysfunction				
ARDS	29 (18)	40 (32)	0.48 (0.27-0.81)	0.007
Mechanical ventilation	86 (54)	66 (53)	1.04 (0.67-1.67)	0.87
Invasive ventilation	78 (49)	50 (40)	1.43 (0.91-2.50)	0.14
Pneumothorax	19 (12)	10 (8)	1.17 (0.67-3.33)	0.32
ECMO	3 (2)	8 (6)	0.28 (0.07-1.07)	0.05
Neurologic dysfunction				
Seizures	2 (1)	9 (7)	0.16 (0.03-0.13)	0.01
ADEM	3 (2)	7 (6)	0.32 (0.08-1.26)	0.09
Renal dysfunction				
Dialysis/Hemofiltration	10 (6)	4 (3)	2.00 (0.63-6.67)	0.24
Nosocomial infections				
Nosocomial infection	15 (9)	26 (21)	0.39 (0.20-0.78)	0.006
Ventilator-associated pneumonia	9 (6)	21 (17)	0.29 (0.13-0.67)	0.002
Antiviral treatment				
Oseltamivir	148 (93)	111 (89)	1.55 (0.69-3.49)	0.28
Oseltamivir within 48 hours	102 (63)	99 (79)	0.46 (0.27-0.79)	0.004

Abbreviations: OR, odd ratio; CI, confidence interval; PICU, pediatric intensive care unit; ARDS, acute respiratory disease syndrome, ECMO, extracorporeal membrane oxygenation; ADEM, Acute demyelinating encephalo-myelitis or demyelinating disorder

Table 3. Critically ill patient-based factors associated with risk of invasive ventilation in Canada.

Included variables	n=157	OR	95% CI	P Value
PIM2 > 7.5	39	6.26	2.43-16.4	< .001
Age, years* < 1	21	1.88	0.51-6.94	.35
1-4	52	1.50	0.51-4.35	.46
5-9	46	2.42	0.45-6.93	.10
> 10	38	1	[Ref]	
H1N1 vaccine	32	0.30	0.11-0.83	.02
Asthma	41	0.23	0.09-0.64	.004
Lung diseases (not asthma)	22	0.99	0.32-3.08	.99
Neurologic diseases	31	2.51	0.92-6.90	.07
Cardiologic diseases	28	1.13	0.43-2.97	.76
Others diseases	47	0.87	0.37-2.05	.76
Oseltamivir within 48 hours	102	1.02	0.47-2.24	.95

*age in years
Abbreviations: OR, odd ratio; CI, confidence interval; PIM2, paediatric index of mortality revised version; Osel48H, use of oseltamivir in the first 48 hours after admission.
Definitions: H1N1 vaccine, children vaccinated against H1N1; Lung diseases, chronicle lung diseases without asthma; Neurologic disease, neurologic and muscular disorder; Cardiologic diseases, cardiologic diseases before admission; other diseases, all comorbities without lung, cardiologic or neurologic diseases

Figure legend:

Figure 1 Admission number per week in pediatric intensive care units in Canada (red line) and France (blue line)

Figure 2. Comparison of invasive ventilation duration in days between Canada (red line) and France (blue line) Median duration of invasive ventilation is 4 days in Canada and 6 days in France.

Figure 1

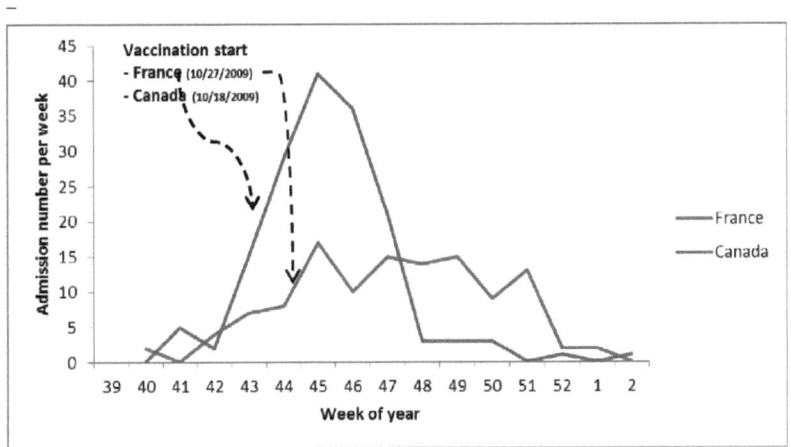

Figure 2

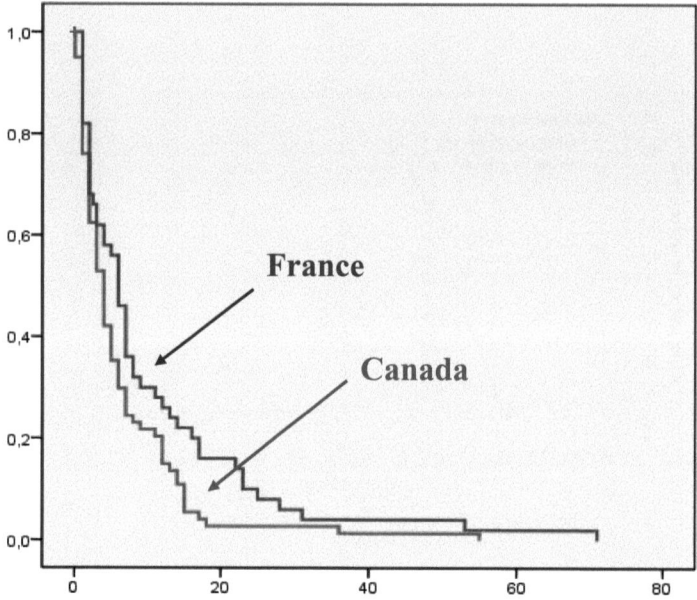

Appendix:

1: variables selection process. CRF: case report form

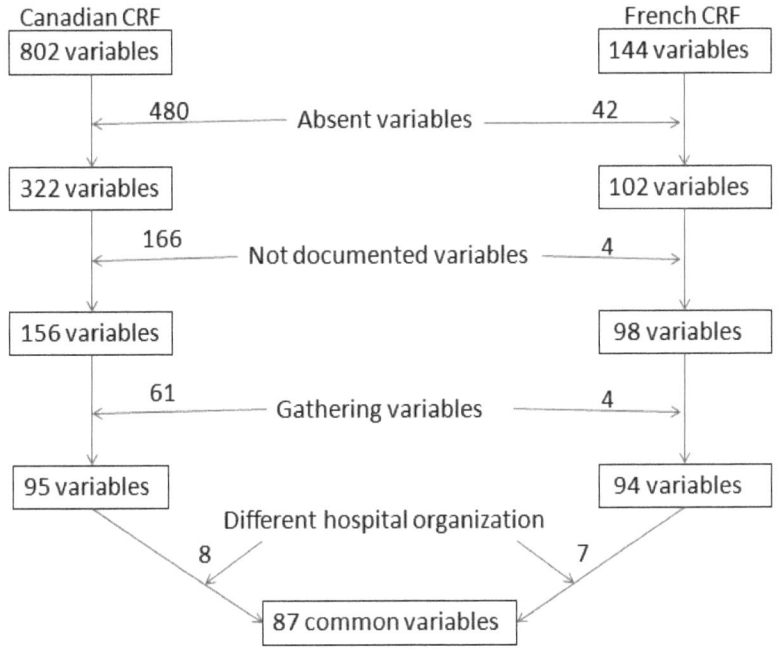

2. Common variables Canada/France

Age at time of diagnosis	
Month of admission	Multiorgan failure
Week of admission	Seizures on admission day
Gender	Infection within 72 hours of presentation
Weight	Bacterial identification
Seasonal Influenza Vaccine	Influenza testing
Influenza H1N1 Vaccine	Influenza testing H1N1
Month of first dose	RSV positive
Pneumococcal Vaccine	Parainfluenza positive
Healthy patient	Adenovirus positive
Underlying condition	Non-invasive ventilation support
More than one underlying conditions	Mechanical ventilation through endotracheal tube
Number of underlying conditions	Respiratory support
Pregnancy	Duration mechanical ventilation through endotracheal tube
Infant under one year of age	
Premature under one year of age	
Asthma	Duration non-invasive ventilation
Cystic fibrosis	Duration respiratory support
Broncho-pulmonary dysplasia	Re-intubation
Chronic lung disease	Pneumothorax
Tracheostomy before admission	Chest-tube
Chronic heart disease	ARDS
Congenital heart defect	Myocarditis
Neurological and/or muscular disorder	ECMO support
Seizure disorder	Duration of ECMO
Oncologic disorder	Encephalitis or demyelinating disorder
Immunosuppressive disorder	Seizures
Sickle cell anemia or thallasemia	Dialysis
Renal dysfunction	Antiviral therapy
Diabetes mellitus	Oseltamivir

Others comorbidities	Oseltamivir within 48 hours of symptoms
Hospital ward	Zanamivir
Emergency room	Steroids
Transfer	Steroids for pulmonary inflammation
Other hospital ICU	Others reasons for steroids
Pelod Day 1	Duration of steroids
Dichotomous Pelod	Nosocomial bacterial infection
PIM2	Nosocomial viral
Lower respiratory infection	Nosocomial bacterial pneumonia
Central nervous system infection	Nosocomial urinary tract infection
Shock requiring vasopressors	Other nosocomial bacterial infection
Cardiac arrest	Bacterial identification
Respiratory support on admission day	Discharged to
Non-invasive on admission day	Alive
Mechanical ventilation through endotracheal tube on admission day	Total ICU days

CHAPITRE III. CONSTRUCTION DES MODÈLES MULTIVARIÉS

1. Introduction

Je suis venu à l'Université de Montréal pour améliorer mes techniques de recherche que je pratiquais déjà un peu dans ma vie professionnelle sans avoir eu de formation particulière. J'ai choisi de présenter la partie statistique de mon mémoire car c'est la partie la plus emblématique de l'apport de ces 2 années dans cette Université. Mon apprentissage des statistiques et en particulier des analyses multivariées, me sera une aide précieuse quand je serais de retour sur mon lieu de travail habituel. Au cours de ces mois de formation en régression logistique et en régression de Cox, j'ai pu appréhender toute la complexité de ce type d'analyse. Dans ce chapitre, j'ai cherché à expliciter ces 2 types d'analyse et en fonction des différents impératifs rencontrés, expliquer les raisons de mes choix. Pour éviter une lecture qui aurait pu être trop longue donc rébarbative, j'ai choisi de ne présenter en détail qu'une partie des analyses partant du principe que les concepts utilisés ont été appliqués et adaptés pour toutes les autres. Le but poursuivi est d'éclairer le lecteur sur les décisions que j'ai prises pour obtenir les résultats présentés dans l'article de ce mémoire.

2. Recherche épidémiologique et lien de cause à effet : hasard, statistiques, biais et confusion[83-85]

En médecine, de nombreux événements peuvent avoir des causes multiples. Le rôle du chercheur est de chercher à mettre en évidence une association entre 2 événements et de chercher à savoir si une association est valide ou non. Pour cela, il faut déterminer si l'association peut-être le fruit du hasard (erreur aléatoire), liée à des biais (erreurs de mesure et erreurs systématiques) ou encore liée à de la confusion (un ensemble de facteurs liés les uns aux autres sans que l'on puisse déterminer le facteur principal). Pour déterminer si l'association observée est due au hasard, le chercheur peut utiliser l'outil statistique qui va lui permettre d'encadrer l'incertitude. Toutefois si l'incertitude provient d'erreurs systématiques plutôt qu'aléatoires, les statistiques ne feront que mesurer la précision du biais.

1) Biais de sélection

L'une des questions essentielles en recherche est de savoir si l'association observée est liée à des biais de sélection ou d'information? Les biais de sélection existent si les participants ne sont pas sélectionnés sur des critères comparables. Dans notre étude, les modalités d'inclusion sont identiques dans les 2 groupes à la limite près que nous ne pouvons affirmer avec certitude que les critères d'admission dans les SIP canadiens et français sont rigoureusement les mêmes. Cela est d'autant plus vrai que les scores de sévérité clinique à l'entrée en SIP (score PELOD et PIM2) n'ont été que partiellement rempli en France (37,5%), ce qui ne permet pas une comparaison objective entre les 2 pays. Ainsi, on ne sera jamais certain que les résultats observés ne sont pas partiellement liés à des niveaux de sévérité différents chez les enfants hospitalisés dans les SIP canadiens et français. Les biais d'information sont possibles s'il existe des erreurs de classification de la maladie. Dans notre étude, ce type d'erreur est très peu probable dans la mesure où le critère de sélection est l'existence d'une infection documentée et que cette documentation s'est effectuée strictement de la même façon dans les 2 pays.

2) Confusion[86]

L'association observée peut elle être liée à de la confusion ? Les facteurs de confusion (ou variables confondantes) sont des facteurs de risque auxquels on ne sait pas vraiment intéressés mais qui ont un effet sur la maladie comme sur la variable d'exposition. Si les variables de confusion ne sont pas contrôlées, elles vont biaiser la relation mise en évidence.

Figure 1 : Définition d'un facteur de confusion

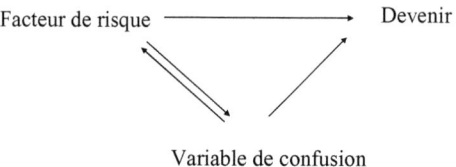

Il existe de nombreuses méthodes pour évaluer et contrôler le rôle des variables confondantes : a priori par restriction, appariement, randomisation et a posteriori par stratification, analyses multivariées.

3) Cas de notre étude

Notre étude est une étude d'observation de type cohorte où le chercheur ne contrôle pas l'exposition. D'autre part, c'est une étude construite a posteriori à partir de 2 cohortes déjà existantes si bien qu'elle n'était pas accessible au contrôle a priori. A posteriori, il est possible de réaliser une analyse stratifiée qui permet d'évaluer la relation exposition-maladie pour diverses strates du facteur confondant et on peut rapporter le rapport de cote pour chaque strate. Mais cette méthode devient vite laborieuse lorsqu'il y a plusieurs strates. L'analyse multivariée est donc la méthode de choix pour contrôler la confusion car elle permet d'évaluer une multitude de facteurs en même temps.

3. Choix du type d'analyse multivariée [83-85, 87]

Dans notre étude, nous avons cherché à comparer l'effet de la localisation Canada/France (exposition ou variable indépendante) sur le devenir des enfants hospitalisés en SIP exposés à une infection par le virus grippal pandémique H1N1 (issue ou variable dépendante). L'évaluation de ce devenir va être faite par mesure de la durée de séjour en SIP (critère principal), le risque de ventilation invasive, la durée de ventilation invasive et le risque de mortalité. Ces mesures vont être comparées par des méthodes statistiques qui seront différentes selon le type de la variable indépendante (VI) et de la variable dépendante (VD). Les analyses multivariées font parties des méthodes statistiques et elles sont très prisées en recherche épidémiologiques car elles permettent de contrôler efficacement les facteurs de confusion.

1) Différentes analyses multivariées en fonction de la variable dépendante

L'objectif des analyses multivariées est de décrire par une formule mathématique la VD comme une fonction des VI, décrire les associations entre la VD et certaines VI tout en contrôlant l'effet des autres VI. Elles sont la résultante de tout le processus de recherche réalisé en amont, de la conception de l'étude à sa réalisation, l'analyse statistique permettant d'investiguer les relations entre les variables. Le choix du type d'analyse multivariée dépend du type de la VD. On utilise la régression logistique dans le cas des variables catégorielles, la régression de Cox pour les variables de survie (temps-dépendantes) et la régression linéaire pour les variables continues. Les VI peuvent être soit continues, soit catégorielles. La VD est la survenue ou non d'un événement et les VI sont les variables susceptibles d'influencer cet événement.

2) Les différentes analyses multivariées réalisées dans notre étude

Dans notre étude, les VD étaient d'une part temps-dépendantes comme la durée d'hospitalisation en SIP, la durée de ventilation invasive et ont dû être analysée par un modèle de Cox, ou bien catégorielles comme la mortalité, le risque de ventilation invasive et ont dû être analysées par un modèle logistique. La régression logistique pour la mortalité n'a pas été faite d'une part car le nombre d'événements était trop petit pour que les analyses multivariées produisent des résultats pertinents et d'autre part car il n'y avait pas de différence lors de l'analyse bivariée.

En première analyse, la variable d'exposition devait être le pays d'hospitalisation et les autres VI constituaient un facteur de risque potentiel du devenir ou représentaient un facteur de confusion. En deuxième analyse, le « design » de l'étude constitué à partir de 2 cohortes différentes a complexifié beaucoup les analyses multivariées. En effet, le risque d'avoir beaucoup d'hétérogénéité en fusionnant 2 populations différentes a été jugé trop important pour être négligé si bien qu'il a été décidé de faire 2 analyses séparées par pays pour secondairement comparer les résultats et conclure si les 2 cohortes étaient semblables ou différentes. Ce principe a rendu obsolète le concept classique d'analyse de l'effet de l'exposition (pays) sur la variable dépendante si bien que les variables indépendantes choisies sont toutes des variables d'intérêt et ne seront pas évaluées quant à leur potentiel de confusion entre l'exposition et l'issue.

Dans un souci d'être plus didactique, j'ai choisi de commencer l'explication de la démarche d'analyse multivariée par la régression logistique car le processus est relativement simple. Le processus étant presque identique pour la régression de Cox même s'il y a quelques étapes supplémentaires, cela permettait d'alléger la présentation.

4. Construction du modèle logistique avec la variable « risque de ventilation invasive » comme variable dépendante [88]

La réalisation d'un modèle de régression logistique comporte plusieurs étapes.

1) Spécification des variables et des liens postulés[84, 87]

La qualité d'une analyse multivariée dépend principalement du choix des variables que l'on a choisi d'intégrer dans le modèle. Dans notre cas, ce choix a été la résultante de 5 critères différents : les variables d'intérêt médical, la significativité lors de analyses bivariées (p<10%), l'absence de valeurs manquantes (moins de 5%), la présence de plus de 3 observations par groupe et par pays, enfin il fallait que les variables sélectionnées soient identiques entre les 2 pays. Le nombre de variables qui peuvent être introduites dans un modèle est d'environ 1 variable pour 10 événements dans la catégorie la moins représentée de la variable dépendante. Dans notre cas, il y avait 78 patients ventilés au Canada soit 8 variables indépendantes possibles dans le modèle, et 50 patients en France soit 5 variables indépendantes.

a) Sélection des variables en fonction des données de la littérature et de l'intérêt clinique

J'ai cherché à sélectionner les variables précédemment décrites dans la littérature comme facteurs de risque de complications dans la grippe H1N1 comme les pathologies chroniques respiratoires, cardiaques, neurologiques et autres, les caractéristiques du patient comme l'âge ou le poids, les traitements spécifiques contre la grippe ayant montré une efficacité pour diminuer les complications en SIP comme la prise d'oseltamivir dans les premières 24 heures. Par ailleurs, j'ai choisi de chercher à évaluer l'effet de la vaccination anti H1N1 sur l'évolution des malades. Enfin, j'ai souhaité retenir les scores de gravité pédiatriques comme le PELOD ou le PIM2 pour pouvoir évaluer la part de la gravité initiale dans les éventuelles différences observées.

b) En fonction de la significativité des analyses bivariées (p<0,1)[89-91]

Lors des analyses bivariées, de nombreuses variables se sont avérées liées à la variable dépendante et pouvaient donc être considérées comme variables explicatives du risque de ventilation invasive mais ces variables étaient toutes des variables d'intérêt déjà sélectionnées précédemment.

c) En fonction des valeurs manquantes, du nombre d'observation par pays, des variables exploitables identiques dans les 2 pays[92]

Cette étape nécessite qu'une analyse de chaque variable ai été faite au préalable. Il faut définir pour les variables continues leur moyenne, écart-type, médiane, minimum, maximum, et savoir si la variable suit une distribution normale Gaussienne. En effet, dans une régression logistique, il est préférable que les variables continues intégrées dans le modèle suivent une loi normale. Pour s'assurer que la variable continue suit une loi normale, on utilise des résumés numériques, des graphiques et des tests de comparaison à des distributions théoriques. Ainsi j'ai comparé la moyenne et la médiane qui doivent être très proches, vérifié le coefficient de symétrie qui doit être proche de 0 si la distribution est symétrique, et vérifié le coefficient d'aplatissement qui doit être nul si la courbe s'approche de la loi normale. Ensuite, j'ai utilisé des graphiques tels que l'histogramme, la boite à moustache ou encore le QQ-plot qui doit être rectiligne si la distribution est normale. Enfin, il existe des tests statistiques particuliers tels que Kolmogorov-Smirnov ou Shapiro-Wilk développés pour affirmer la normalité d'une distribution dont l'hypothèse nulle est que la distribution suit une loi normale.

Dans notre étude, on a étudié la normalité de toutes les variables continues. A titre d'exemple, je vous présente les résultats concernant la variable « âge au diagnostic » :

Tableau I : résumés numériques de la variable continue « âge au diagnostic » dans chaque pays.

		Case source is base_france_terminée_22.12.11.sav [Ensemble de données1]		Statistique	Erreur standard
âge diagnostic total en années	canada	Moyenne		6,5713	,39861
		Intervalle de confiance à 95% pour la moyenne	Borne inférieure	5,7841	
			Borne supérieure	7,3586	
		Moyenne tronquée à 5%		6,3519	
		Médiane		6,0000	
		Variance		25,423	
		Ecart-type		5,04209	
		Minimum		,01	
		Maximum		17,92	
		Intervalle		17,91	
		Intervalle interquartile		7,81	
		Asymétrie		,542	,192
		Aplatissement		-,786	,381
	france	Moyenne		5,5290	,47835
		Intervalle de confiance à 95% pour la moyenne	Borne inférieure	4,5822	
			Borne supérieure	6,4758	
		Moyenne tronquée à 5%		5,2213	
		Médiane		3,2745	
		Variance		28,603	
		Ecart-type		5,34814	
		Minimum		,03	
		Maximum		17,30	
		Intervalle		17,27	
		Intervalle interquartile		9,56	
		Asymétrie		,701	,217
		Aplatissement		-,922	,430

Figure 2 : boîtes à moustache de la distribution de la variable « âge au diagnostic » au Canada et en France.

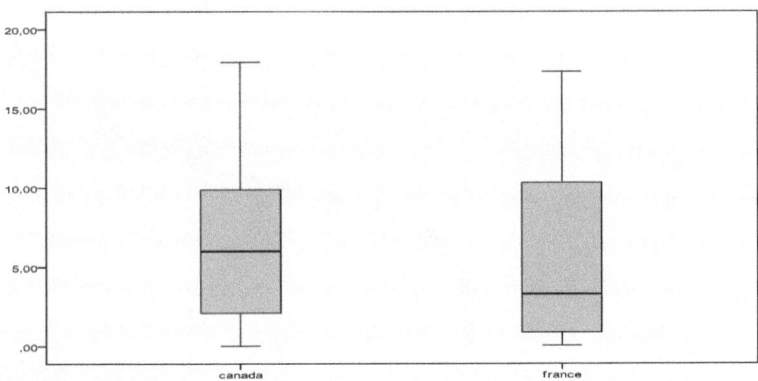

Figure 3 : histogramme de la variable « âge au diagnostic » en France

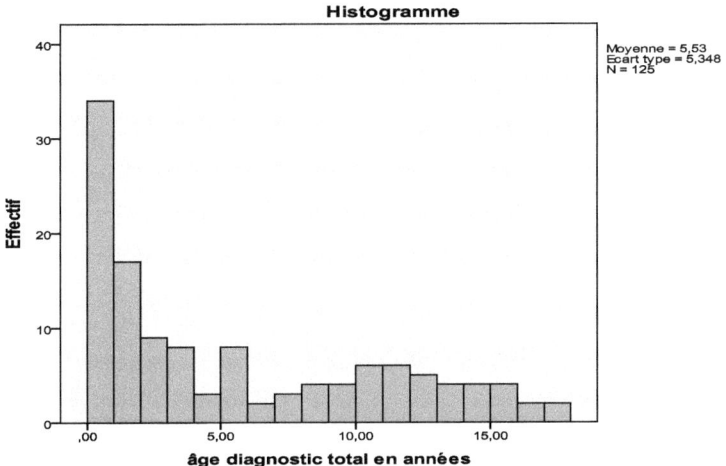

Figure 4 : QQ-plot de la variable « âge au diagnostic » en France

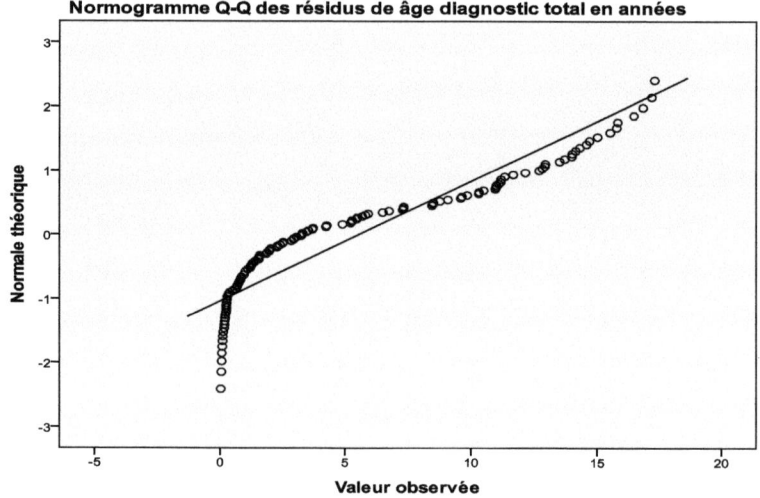

Tableau II : tests statistique de normalité

	Case source is base_france_terminée_ 22.12.11.sav...	Kolmogorov-Smirnov[a]			Shapiro-Wilk		
		Statistique	ddl	Signification	Statistique	ddl	Signification
âge diagnostic total en années	canada	,110	160	,000	,931	160	,000
	france	,177	125	,000	,861	125	,000

a. Correction de signification de Lilliefors

L'ensemble de ces analyses permettent de dire que la variable ne suit pas une loi normale tant en France qu'au Canada. Il est parfois possible de rendre « normale » certaines distributions par des transformations mathématiques telles que l'utilisation des logarithmes, des carrés, etc.... Dans le cas présent, aucune transformation n'a permis de parvenir à une « normalisation ». Le tableau 3 présente les résultats de l'ensemble des variables.

En ce qui concerne les variables catégorielles, c'est plus simple car on étudie seulement le nombre d'observations manquantes et le nombre d'observation par groupe.

Tableau III : exploration des variables pour les sélectionner

Nom de la variable	Type de variable	Valeurs manquantes système	Distribution var. continue	Nombre d'observation > 3/pays et /groupes	Variable exploitable dans chaque pays
Pelod	continue	56	non	NA	Non
Age au dg	continue	0	non	NA	Oui
PIM2	continue	47	non	NA	Non
Poids	continue	0	non	NA	Oui
Vaccin	cat	0		Non	Non
NRS	cat	0		Oui	Oui
Respi_asthme	cat	0		Oui	Oui
Asthme	cat	0		Oui	Oui
FdRcardio	cat	0		Non	Non
FdRneuro	cat	0		Oui	Oui
Autre FdR	cat	0		Oui	Oui
Oselta<48h	cat	0		Oui	Oui

NA : non adapté ; dg : diagnostic ; NRS : nourrisson ; FdR : facteur de risque ; respi_asthme : pathologies respiratoires chroniques sans l'asthme ; Oselta<48h : oseltamivir utilisé dans les 48 heures premières suivant l'admission

On remarque qu'il n'y avait pas de données manquantes en ce qui concerne les variables discrètes. Par contre, les variables de gravité à l'entrée en comportaient beaucoup : PELOD 56 (19.6%); PIM2 47 (16.5%). La répartition n'était pas équilibrée avec 0% de valeurs manquantes au Canada et 37,5% en France. L'analyse de ces valeurs manquantes montraient qu'elles étaient plus fréquentes chez les enfants sans facteurs de risque mais la répartition n'était pas équilibrée entre les différentes variables cela n'a pas permit le remplacement des valeurs manquantes sans risquer de poser un gros problème de fiabilité des résultats obtenus. Finalement, ces 2 variables n'ont pas pu être retenues dans l'analyse multivariée.

Au total, en première analyse j'ai retenu 8 variables qui sont : âge au diagnostic, poids, nourrisson de moins de 1 an (nourrisson<1an), asthme, pathologies respiratoires chroniques sans l'asthme (respi_asthme), pathologies neurologiques chroniques (FdRneurologique), pathologies chroniques autres que respiratoires, cardiologiques ou neurologiques (autreFdR), Oseltamivir utilisé dans les 48 premières heures suivant l'admission (Oselta<48h).

d) **Modèle théorique des relations entre les variables sélectionnées**[93]

Figure 5 : modèle théorique construit pour l'étude des facteurs de risques de ventilation mécanique invasive

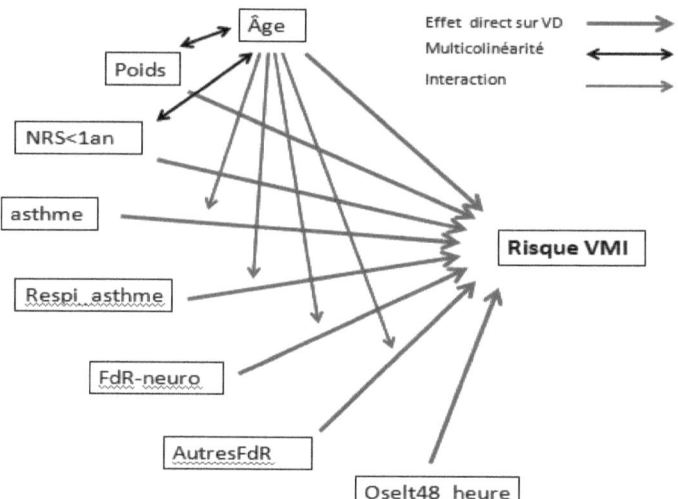

VMI : ventilation mécanique invasive ; NRS<1an : nourrisson de moins de 1 an ; respi_asthme : pathologies respiratoires chroniques sans l'asthme ; FdR-neuro : pathologies neurologiques chroniques ; AutresFdR : pathologies chroniques autres que respiratoires, cardiologiques et neurologiques.

Ce modèle théorique a mis en évidence le fait que chaque variable indépendante était une variable d'exposition. Par ailleurs, des risques de multicolinéarité existaient entre plusieurs variables de même que des possibilités d'interaction entre les variables. Cela sera étudié pour aboutir au modèle final.

2) Etude de la multicolinéarité[93]

La multicolinéarité existe lorsqu'une VI est corrélée à une autre VI et peut donc être prédite à partir de l'autre VI. Les conséquences sur l'analyse multivariée est qu'il est difficile d'estimer et d'interpréter les coefficients de régression obtenus dont les variances vont être très augmentées. Pour diagnostiquer les problèmes de colinéarité, on peut réaliser des analyses bivariées entre les variables incriminées afin de les mettre en évidence mais également pour trouver une solution au problème posé. Pour évaluer la multicolinéarité entre 2 variables continues, on utilise le coefficient de Pearson (r) quand la distribution est normale ou le coefficient de Spearman (s) dans les autres cas. Ces coefficients sont compris entre -1 et +1. Quand 2 variables sont indépendantes, le coefficient est égal à 0, quand 2 variables sont parfaitement corrélées, le coefficient est égal à +1 ou -1. On considère que la relation entre les variables est très forte si r>0,8 ; forte si r est compris entre 0,5 et 0,8, moyenne entre 0,2 et 0,5 ; faible entre 0 et 0,2. Par ailleurs, ce coefficient n'est pas sensible aux unités des variables. Par exemple que l'âge soit exprimé en semaines, mois ou années, le coefficient obtenu restera le même. Pour la multicolinéarité, si le coefficient est supérieur à 0,9, il y a une forte probabilité d'avoir ce type de problème entre les variables, par contre si le coefficient est inférieur à 0,8, cela est moins probable. Pour les variables catégorielles, on peut réaliser un chi-deux. On fait un test-t de Student ou un test de Mann-Whitney pour l'analyse entre une variable continue et une variable catégorielle à 2 catégories. Il est également possible de s'aider d'analyses graphiques qui permettent d'éviter de se limiter aux seules méthodes mathématiques et d'affiner l'interprétation des résultats bruts. Si l'on met en évidence un risque de multicolinéarité, il est possible de le résoudre en excluant une des 2 variables en cause ou de combiner les VI corrélées

Dans notre étude, il est probable qu'il existait de la multicolinéarité entre l'âge et le poids (2 variables continues) et entre l'âge et la variable « NRS<1an » (1 variable continue et une variable discrète). Voici l'exemple de l'âge et du poids qui sont 2 variables continues ne suivant pas une distribution normale.

Tableau IV : corrélations de Spearman entre l'âge au diagnostic et le poids au diagnostic au Canada

			âge diagnostic total en années	poids_kg
Rho de Spearman	âge diagnostic total en années	Coefficient de corrélation	1,000	,916**
		Sig. (bilatérale)		,000
		N	160	160
	poids_kg	Coefficient de corrélation	,916**	1,000
		Sig. (bilatérale)	,000	
		N	160	160

**. La corrélation est significative au niveau 0,01 (bilatéral).

On voit que le risque de colinéarité entre les 2 variables était clairement important et pouvait rendre instable notre modèle. Il est apparu possible de supprimer une de ces variables sans dégrader la précision de l'analyse multivariée. J'ai choisi de conserver seulement la variable « âge au diagnostic » dans la mesure où cette variable était significative lors des analyses bivariées ce qui n'était pas le cas de la variable « poids au diagnostic ». En ce qui concerne « âge au diagnostic » et « NRS<1an », les analyses statistiques effectuées confirmaient le risque de colinéarité, on verra ultérieurement comment la question a été résolue.

A l'issue de ce processus de sélection, j'ai retenu 6 variables à intégrer dans notre modèle initial qui étaient : âge au diagnostic, nourrisson<1an, asthme, FdRneurologique, autreFdR, Oseltamivir utilisé dans les 48 premières heures suivant l'admission.

3) Construction du modèle logistique final[94]

a) Formulation du modèle initial[95]

Notre question de recherche était de connaître l'impact de chaque variable d'exposition sur le « risque de VMI ».. L'objectif était d'arriver au « meilleur » modèle pour répondre à la question posée en intégrant les variables « importantes », le contrôle des phénomènes de confusion et la stabilité des résultats permettant leur éventuel extrapolation. Il a fallu trouver un équilibre entre l'intégration d'un maximum de variables pour être exhaustif mais qui peut entraîner une perte de puissance, un sur-ajustement avec des résultats instables, et le manque de facteurs pris en compte avec une mauvaise adéquation du modèle à la réalité. Je rappelle que nous pouvons théoriquement faire une régression logistique avec 5 termes dans l'équation mathématique (1 terme pour 10 événements de la catégorie la moins représentée). J'ai finalement sélectionné 7 variables qui pourront être introduites dans le modèle initial : âge au diagnostic, nourrisson<1an, asthme, respi_asthme, FdRneurologique, autreFdR, Oseltamivir utilisé dans les 48 premières heures suivant l'admission.

La stratégie que j'ai choisie pour aboutir au modèle final à partir du modèle initial, est d'évaluer l'interaction, la confusion et la linéarité des variables continues.

b) Analyse des interactions[86, 94-97]

L'interaction encore appelée modification d'effet, se rapporte à la variation dans l'ampleur (ou direction) d'une mesure d'effet entre une exposition et une issue en fonction des valeurs d'un troisième facteur. Autrement dit, la force d'une association entre VI et VD sera différente suivant la valeur d'une troisième variable. Lorsque que l'effet est supérieur à celui attendu, on parle d'interaction positive (synergie), si l'effet est diminué par rapport à celui attendu, on parle d'interaction négative (antagonisme). Une variable d'interaction permet de mettre en évidence des sous-groupes à plus haut risque ce qui est fait une information très importante à rapporter.

Figure 6 : Schématisation d'une interaction ou modificateur d'effet

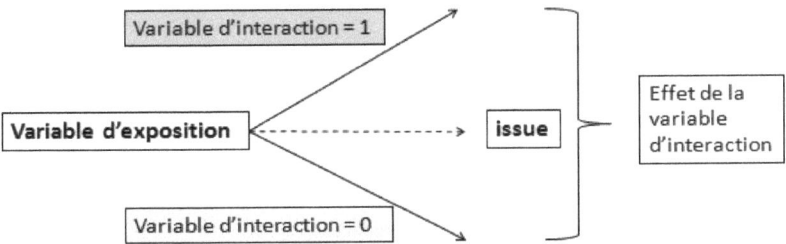

Il est possible d'évaluer l'existence d'une variable d'interaction si les mesures d'association entre 2 autres variables sont différentes suivant les strates de la troisième variable (analyse par stratification). Mais la méthode de choix reste la recherche de l'interaction grâce au modèle logistique. Pour cela, on va comparer 2 modèles à l'aide du test du rapport de vraisemblance (Likelihood Ratio). On définit un premier modèle avec l'ensemble des variables retenues et un deuxième modèle avec ces mêmes variables plus un terme d'interaction entre les 2 variables incriminées. L'hypothèse nulle du test statistique est l'absence de différence entre les 2 modèles, ce qui ce traduit par l'absence d'interaction entre les 2 variables du terme d'interaction inclues dans le modèle.

A titre d'exemple, voici les résultats de la recherche d'interaction entre « âge au diagnostic » et « asthme ».

Tableau V : recherche d'une interaction par régression logistique entre « âge au diagnostic » et asthme ».

Tests de spécification du modèle

		Khi-Chi-deux	ddl	Sig.
Etape 1	Etape	1,220	1	,269
	Bloc	1,220	1	,269
	Modèle	17,089	6	,009

Ici on voit que le bloc comportant le terme d'interaction n'apporte pas de précision par rapport au modèle initial car p=0,269 soit très supérieur à α=0,05. Donc on accepte H_0 et la variable d'interaction ne sera pas conservée dans le modèle.

Dans notre étude, je suspectais des interactions potentielles entre « âge au diagnostic » et « asthme », « respi_asthme », « FdRneurologique » et « autresFdR » (cf figure 5) mais les analyses multivariées réalisées tant au Canada qu'en France ne confirmeront pas ces interactions entre les variables.

c) Analyse de l'impact des variables de confusion[94]

Comme nous l'avons vu précédemment, le biais de confusion tel que l'avons défini peut-être contrôlé par les analyses multivariées. Dans ce type d'analyse, on considère qu'une variable est confondante lorsqu'elle modifie l'estimé du coefficient de régression de la variable d'exposition d'au moins 10%. Dans ce cas, on conservera cette variable dans le modèle pour le contrôler, autrement dit on cherche à isoler son effet particulier pour mieux identifier l'effet de la variable d'exposition sur la VD.

Dans notre modèle, toutes les variables étudiées ont été considérées comme des variables d'exposition et elles ont toutes été retenues dans le modèle final.

d) Vérification de la linéarité des variables continues[95]

Une de ces variables était une variable continue qui ne suivait pas une distribution normale. Pour savoir si nous pouvions quand même la retenir comme telle dans notre modèle, nous devions vérifier sa linéarité. La première étape consiste à catégoriser la variable selon les quartiles (donc en 4 catégories) puis à générer des coefficients β. A partir de ces coefficients mis en ordonnée et à partir de la valeur moyenne de chaque quartile en abscisse, on construit un graphique permettant de visualiser si la variable est linéaire ou non.

Figure 7 : diagramme d'étude de la linéarité de la variable « âge au diagnostic » au Canada et en France

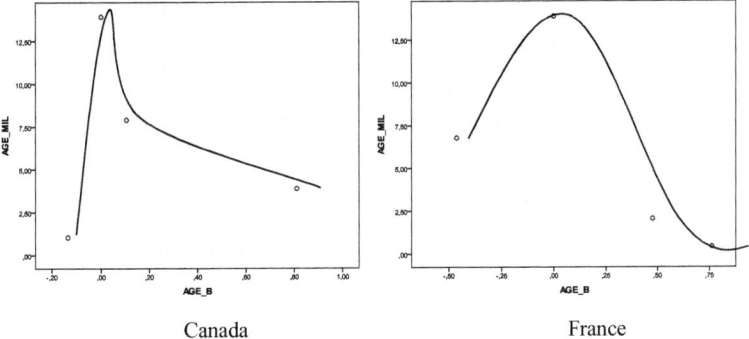

                Canada   France

On voit clairement sur ces diagrammes que cette variable n'était pas linéaire et comme elle ne suivait pas non plus une loi normale, il n'était pas possible de l'introduire telle qu'elle dans le modèle. J'ai donc décidé de catégoriser « âge au diagnostic » en créant la variable « age_cat ». J'ai choisi de former 4 catégories en cherchant un sens clinique à ces catégories et qu'elles soient cohérentes avec les études déjà publiées sur le sujet. Ainsi la première catégorie correspond aux enfants de moins de 1 an (nourrissons les plus fragiles), la deuxième catégorie avec les enfants de 1 à 4 ans (enfants d'âge préscolaire), la troisième catégorie avec les enfants de 5 à 9 ans (les jeunes enfants d'âge scolaire), et la quatrième catégorie avec les enfants de 10 ans et plus (les enfants d'âge scolaire les plus âgés). L'avantage de cette catégorie est qu'elle permet de supprimer la variable « NRS<1an » puisque cette catégorie existe déjà dans « age_cat »

e) **Identification du modèle « final » et résultats**

A l'issue de processus de sélection, les variables qui ont été intégrées dans le modèle final sont :
- Age_cat : variable à 4 catégories
- Asthme
- Pathologies respiratoires chroniques
- FdRneurologique
- Autres FdR
- Oseltamivir utilisé dans les 48 premières heures suivant l'admission

Les résultats finaux sont présentés dans le tableau suivant

Tableau VI : facteurs de risque d'avoir une ventilation invasive (régression logistique)

Variables sélectionnées		Canada				France		
		OR	95% IC	P Value		OR	95% IC	P Value
		n=157				n=125		
	No.				No.			
Age* < 1	21	1.25	0.39-3.98	.71	34	1.89	0.66-5.41	.23
1-4	52	0.89	0.35-2.25	.80	37	1.51	0.54-4.22	.43
5-9	46	1.62	0.62-4.21	.32	21	0.33	0.08-1.43	.14
> 10	38	1	[Ref]		33	1	[Ref]	
Asthme	41	0.20	0.08-0.50	.001	16	0.46	0.12-1.70	.25
Patho respi chroniques	22	0.78	0.28-2.20	.64	13	0.85	0.22-3.24	.81
FdR neuro	31	2.60	1.03-6.69	.04	23	0.92	0.33-2.56	.87
Autres FdR	47	1.07	0.49-2.33	.87	34	1.42	0.60-3.37	.43
Osel48H	102	0.81	0.40-1.66	.56	99	4.53	1.39-14.8	.01

*age en années
Abréviations : OR, odd ratio ; IC, intervalle de confiance ; FdR neuro, facteurs de risque neurologique; Osel48H, utilisation d'Oseltamivir dans les 48 premières heures suivant l'admission

4) Appréciation de la qualité d'ajustement du modèle « final »[95, 98]

La qualité d'ajustement du modèle est importante car si le modèle s'ajuste bien aux données observées, cela veut dire que le « résumé mathématique » s'approche suffisamment de la « vérité » pour que les résultats issus de ce modèle soient considérés comme fiables donc interprétables voire généralisables.

a) Test du Goodness-of-fit de Hosmer et Lemeshow

L'un des meilleurs tests pour apprécier cet ajustement est le test du goodness-of-fit de Hosmer et Lemeshow même s'il ne permet pas de connaître les raisons d'un ajustement insuffisant. Son calcul est basé sur l'écart entre la probabilité prédite moyenne et la proportion d'événements observés, et cela pour 10 strates. L'hypothèse nulle de ce test est que le modèle s'ajuste bien aux données. Donc si la valeur de p obtenue est supérieure au risque α choisi, on accepte l'hypothèse nulle et on conclu à un bon ajustement du modèle aux données. Cette valeur seuil n'est pas universellement définie et certains choisissent des seuils allant jusqu'à 0,15 voire 0,25.

Tableau VII : différences entre les valeurs prédites par le modèle et les valeurs observées pour le Canada

Tableau de contingence pour le test de Hosmer-Lemeshow

		VM = non		VM = oui		Total
		Observations	Attendu	Observations	Attendu	
Etape 1	1	14	12,525	1	2,475	15
	2	11	12,436	6	4,564	17
	3	12	13,458	12	10,542	24
	4	8	9,035	9	7,965	17
	5	8	7,441	7	7,559	15
	6	8	7,905	9	9,095	17
	7	7	6,421	8	8,579	15
	8	5	6,171	11	9,829	16
	9	8	5,607	13	15,393	21

Tableau VIII : test de Hosmer-Lemeshow pour le Canada

Test de Hosmer-Lemeshow			
Etape	Khi-Chi-deux	ddl	Sig.
1	4,529	7	,717

On voit que la p-value=0,72 est très au-dessus de tous les seuils cités et qu'il y a peu d'écart entre les valeurs attendues et les valeurs observées ce qui est en faveur d'un modèle final bien ajusté. Pour la France, la p-value est de 0,93 donc la conclusion est identique.

b) Analyses des résidus

Malgré ces bons ajustements, il peut être intéressant de chercher les observations ayant une grande « influence » sur l'ajustement. Cela peut permettre de repérer des erreurs d'entrée ou de transcription de données, des données extrêmes pour une variable ou pour un ensemble de variables. Pour cela, on peut utiliser la mesure des DF-bétas qui mesurent la variation du coefficient β pour une variable quand on la retire du modèle. Dans notre modèle final, on voit que les DFBétas présentés en Figure 8 en histogramme variaient globalement entre -0,1 et +0,1 ce qui était très satisfaisant et on ne notait que très peu d'observations qui s'écartaient beaucoup de la moyenne, l'ensemble montrant que le modèle s'ajustait bien aux données.

Figure 8 : histogramme des DFBétas des variables intégrées dans le modèle final au Canada

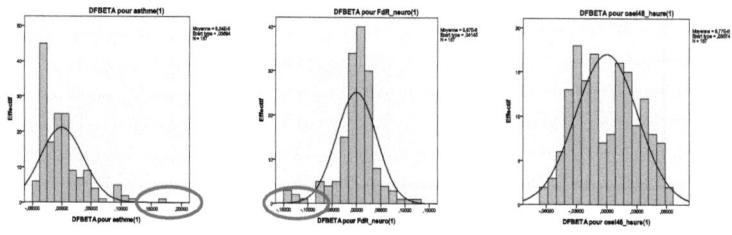

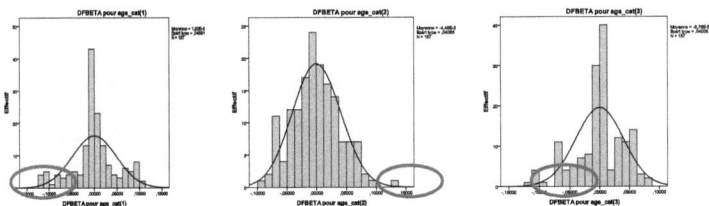

On peut affiner l'analyse en recensant les valeurs qui s'écartent de plus de 3 écart-types de la moyenne. Les moyennes et les écart-types de chaque DFBétas sont obtenus à partir d'un tableau de fréquence puis on sélectionne les valeurs extrêmes. Cela confirmait le bon ajustement du modèle avec seulement 7 observations « extrêmes ».

La même analyse a été faite avec les données issues de la cohorte française avec des DFBétas plus larges contenus entre -0,2 et +0,2 ce qui restait très acceptable mais on voyait que la distribution était moins homogène qu'au Canada avec plus d'observations extrêmes. Ce résultat était confirmé par l'analyse des DFBétas extrêmes avec 16 « extrêmes ».

5) Conclusion de la Régression Logistique au Canada et en France pour les facteurs de risque de ventilation mécanique invasive

Cette analyse a montré que les associations retrouvées avec le risque d'être mis en ventilation mécanique invasive étaient différents entre la France et le Canada. Le risque était diminué au Canada quand on était asthmatique alors qu'il était augmenté en France quand on était traité par oseltamivir pendant les 48 premières heures après l'admission. Il faut être prudent quant à l'interprétation de ces résultats car il s'agit d'études observationnelles dont les risques de biais sont importants, ce qui ne permet pas d'affirmer que l'association observée était uniquement liée aux facteurs de risque analysés dans l'équation. Comme on l'a vu précédemment, j'ai du faire des choix quant aux variables retenues donc il est possible que d'autres facteurs importants aient été oubliés. Néanmoins, cette diminution du risque de ventilation quand on est asthmatique a déjà été mis en évidence dans une autre étude et conforte mon opinion sur l'importance de ce résultat.[81] En France, l'augmentation du risque d'être ventilé quand les patients étaient traités par Oseltamivir durant les 48 premières heures paraît contraire aux précédents résultats publiés jusqu'à présent dans le monde. En première analyse, on pourrait conclure à un risque lié au médicament lui-même. Toutefois il s'agit d'une étude observationnelle et non d'une étude expérimentale capable de limiter les biais et en particulier les biais de sélection.[39, 81, 99] Ici, il est probable que les médecins français influencés par leur connaissance de l'efficacité de l'Oseltamivir, aient prescrit plus souvent ce médicament chez les patients jugés comme les plus à risque par rapport aux autres patients. Comme l'évolution de ces patients a été plus grave, ils sont associés à un devenir moins favorable que l'on retrouve dans notre étude observationnelle. En d'autre terme, il s'agit probablement d'un biais protopathique sans rapport avec l'efficacité ou la dangerosité de ce médicament.

Au total, nous avons retrouvé 2 associations différentes au Canada et en France avec le risque de ventilation invasive. La première association avec la diminution du risque des asthmatiques est tout à fait probable car elle est compatible avec d'autres études et avec les dernières données publiées sur cette pathologie.[79, 80] La deuxième association avec l'augmentation du risque lié à l'utilisation de l'Oseltamivir dans les premières 48 heures est probablement en rapport avec une utilisation préférentielle de ce médicament dans les cas les plus graves.

5. Construction du modèle de Cox avec la variable « durée d'hospitalisation en SIP » comme variable dépendante[95, 100]

Je vais maintenant exposer la stratégie utilisée dans la régression de Cox qui s'adresse aux variables dépendantes dites de « survie ». Ces variables représentent un intervalle de temps écoulé depuis une origine précise jusqu'à la manifestation d'un événement précis. On parle de données « censurées » lorsque l'on ne connaît pas la valeur exacte de l'intervalle. On décrit ce type de données à l'aide d'une fonction de survie S(t) schématisée par une courbe de survie (ci-joint l'exemple de la différence de durée de ventilation invasive entre le Canada et la France sur la figure 9). La fonction de survie de

« t » est estimée par le nombre d'individus survivant plus de t unités de temps sur le nombre total d'individus (en l'absence d'observations censurées).

Figure 9 : durée de ventilation invasive au Canada et en France (médiane)

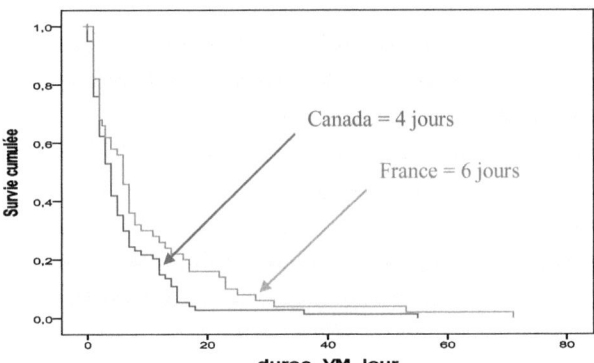

Une autre façon de présenter ces données est d'utiliser le taux de risque h(t) qui est la probabilité limite de décès dans un court intervalle de temps si l'individu est encore vivant au temps t par unité de temps. h(t) représente le taux de décès instantané. On utilise également le rapport de taux de risque appelé « Hazard Ratio » HR(t). Si ce ratio est indépendant de t alors HR(t) = HR et on parle de taux de risque proportionnel. C'est ce rapport HR qui est utilisé dans la régression de Cox et il est impératif de vérifier si effectivement le taux de risque est proportionnel avant de pouvoir réaliser ce type de régression.

1) Spécification des variables et des liens postulés

La démarche de modélisation utilisée dans la régression logistique est identique à celle utilisé dans la régression de Cox et va être reprise ici pour sélectionner les variables. Le nombre de variable à introduire est de 15-16 variables au Canada et de 10-11 variables en France car on compte 158 patients analysables au Canada et 114 en France (pour rappel, 1 terme dans l'équation pour 10 événements). Du fait de cette limitation à 10 variables (plus petit dénominateur commun), j'ai décidé de séparer dans l'analyse, les effets des caractéristiques des malades à l'entrée en SIP, des effets des thérapeutiques et événements durant le séjour. Cela va impliquer de réaliser 2 analyses multivariées différentes mais va éviter d'être trop limité par le nombre de variables à étudier. Pour que la présentation soit plus didactique, je vais d'abord présenter la démarche de la régression de Cox concernant l'impact des mesures thérapeutiques et événements durant le séjour en SIP sur la durée d'hospitalisation dans ce type d'unité.

a) Sélection des variables en fonction des données de la littérature et de l'intérêt clinique

J'ai sélectionné les variables paraissant importantes pour expliquer la durée d'hospitalisation telles que Syndrome de Défaillance Respiratoire Aiguë (SDRA), Ventilation Mécanique Invasive (VMI), infection nosocomiale.

b) En fonction de la significativité des analyses bivariées (p<0,1)

Les analyses bivariées ont mis en évidence une association entre cette durée et la nécessité de réintubation, de drain thoracique, mais aussi avec l'utilisation de corticoïdes et oseltamivir dans les 48 premières heures, l'apparition de convulsions pendant le séjour. Ces variables seront retenues en première analyse pour la régression de Cox.

c) En fonction des valeurs manquantes, du nombre d'observation par pays, variables exploitables identiques dans les 2 pays

Il n'y a que la variable « drain thoracique » chez laquelle il y avait 2 valeurs manquantes au Canada soit 1,3% des observations donc a priori sans conséquence importante pour l'analyse et elle sera retenue. Toutes les variables avaient plus de 3 observations dans chaque groupe et étaient exploitables dans les 2 pays à l'exception de « réintubation » qui n'en comportait que 2 en France et que je n'ai pas pu retenir pour l'analyse multivariée.

d) **Modèle théorique des relations entre les variables**

Les variables retenues en première analyse pour la régression de Cox étaient : VMI, SDRA, drain thoracique (Drain_Thx), corticoïdes, infection nosocomiale, convulsion, oseltamivir dans les premières 48 heures (Oselt48_heure). Le modèle théorique (Figure 10) résume les inter-relations entre les variables.

Figure 10 : modèle théorique des relations entre les variables pour la durée d'hospitalisation en SIP

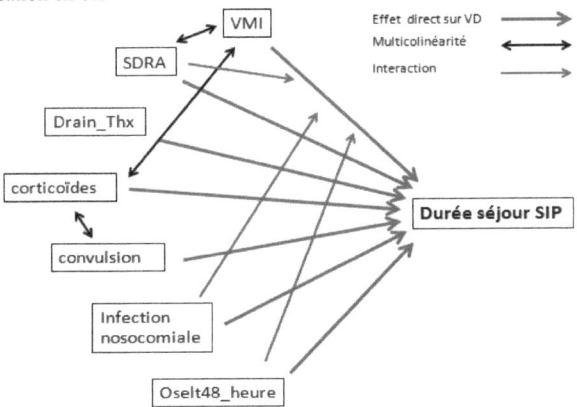

On voit ici les relations potentielles entre les variables dont 7 variables d'exposition, 3 possibilités d'interaction sur le lien entre « VMI » et « durée de séjour en SIP » avec l'effet de « SDRA », « infection nosocomiale » et « oseltamivir dans les 48 premières heures » et 3 possibilités de colinéarité entre « VMI » et « SDRA », « VMI » et « corticoïdes » et « corticoïdes » et « convulsion ».

2) **Étude de la multicolinéarité**

Les variables impliquées sont toutes des variables catégorielles. Si la relation entre ces variables a un odd ratio près de 1, a une p-value également proche de 1 et que la représentation graphique est visuellement similaire, ces variables ont également un gros risque d'être colinéaires. Les analyses pratiquées n'avaient pas mis en évidence de risque entre « SDRA » et « VMI » tant au Canada qu'en France, de même que pour

« VMI » et « corticoïdes ». Par contre, entre « corticoïdes » et « convulsion », l'OR=1,37, la p-value=0,668 et l'analyse graphique (Figure 11) étaient en faveur de la multicolinéarité.

Figure 11 : analyse graphique pour rechercher un risque de multicolinéarité entre corticoïdes et convulsion

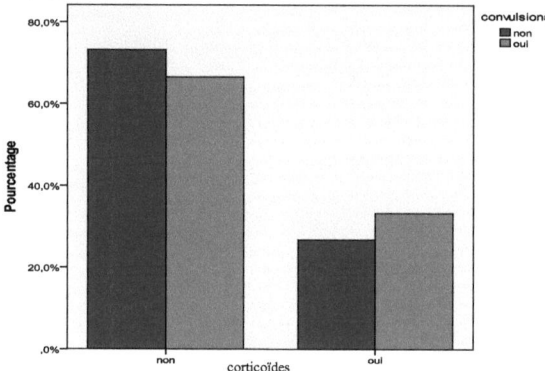

Il semble donc que le risque de colinéarité entre ces 2 variables était important. Si le lien retrouvé entre corticoïdes et convulsions n'était pas évident en première analyse, ce lien était peut-être lié au fait que les convulsions et encéphalites ont été fortement associés pendant la pandémie virale (encéphalite post-infectieuse), et comme il a aussi été retrouvé une relation forte entre encéphalites et la prise de corticoïdes, c'est peut-être par ce biais que cette multicolinéarité a existé dans cette étude. Mais nous ne pourrons pas vérifier cette hypothèse dans la mesure où les CRF ne permettent pas d'avoir ce niveau de précision. Il a tout de même fallu prendre en compte ce risque et choisir l'une des deux variables1. Dans la mesure où la variable « corticoïdes » était une variable importante pour le traitement potentiel des insuffisances respiratoires aiguës, j'ai décidé de la garder et de supprimer la variable convulsion.

A l'issue de cette sélection, j'ai conservé les 6 variables suivantes pour la régression de Cox : VMI, SDRA, drain thoracique, corticoïdes, infection nosocomiale, oseltamivir dans les premières 48 heures

3) Vérification de la répartition des censures[101]

Une fois les variables sélectionnées, il a fallu vérifier qu'elles pouvaient être intégrées sans problème dans le modèle de Cox. La première étape était de vérifier pour chaque variable si les censures étaient également réparties dans chaque groupe pour savoir si chaque variable était équilibrée, ce qui favorise une régression de Cox de qualité. En effet, la répartition des censures doit être aléatoire donc également répartie pour éviter d'avoir un biais dans l'estimation. Dans notre étude, j'avais décidé de retenir l'ensemble des patients admis en SIP qu'ils soient sortis de l'unité vivant ou décédé donc il n'y avait pas de censure ni de répartition à apprécier.

4) Vérification de la proportionnalité des rapports des taux de risque ou « Hazard Ratio » (HR) pour les variables catégorielles[95]

Cette étape est indispensable pour pouvoir réaliser une Régression de Cox puisqu'il s'agit de vérifier si les variables sélectionnées vérifient l'hypothèse princeps de ce modèle à savoir que les taux de risque sont proportionnels pour chacune des variables. Si c'est le cas, les variables peuvent être intégrées dans le modèle telle qu'elles. Pour évaluer cette proportionnalité, il existe 3 méthodes, une méthode graphique et 2 méthodes statistiques.

a) Méthode graphique (log-minus-log)

La méthode graphique cherche à évaluer visuellement si 2 courbes sont approximativement parallèles mais elle n'échappe pas à un certain degré de subjectivité. Dans notre étude, il a fallu répéter chaque opération 2 fois, une fois au Canada et une fois en France. L'interprétation des courbes est théoriquement simple. Si les 2 courbes sont parallèles, c'est que la proportionnalité des taux de risque appelée communément proportionnalité des hazard (PH) est respectée. Si les 2 courbes se croisent, il n'y a pas de respect de la proportionnalité.

Figure 12 : méthode graphique pour évaluer la proportionnalité des HR et entre « durée de séjour en SIP » avec « SDRA » au Canada à gauche et avec « Oseltamivir dans les 48 premières heures » en France à droite

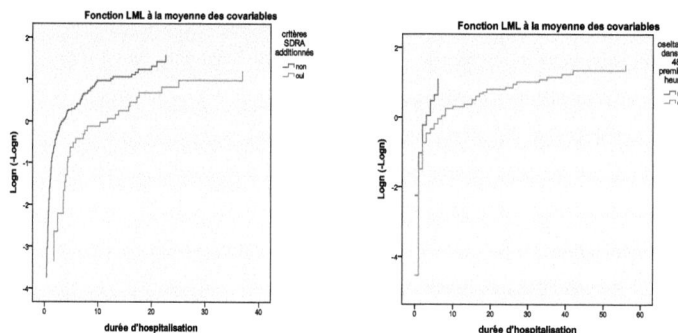

On voit sur ces 2 exemples que « SDRA » respecte la proportionnalité des HR mais pas « oseltamivir dans les 48 premières heures ». Néanmoins, il est parfois plus difficile de trancher comme dans l'exemple suivant (Figure 13) où les courbes sont relativement parallèles vers la fin mais se séparent franchement en début de courbe

Figure 13 : méthode graphique pour évaluer la proportionnalité des HR et entre « durée de séjour en SIP » avec « Drain thoracique » au Canada

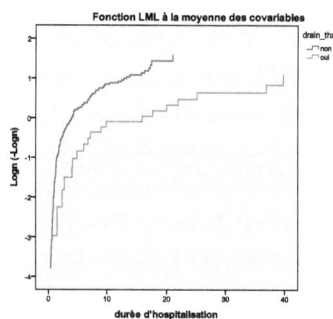

Les résultats des différents graphiques sont présentés ci-dessous :

- *Duree_SIP* et *VMI*
  - Canada : parallélisme satisfaisant
  - France : parallélisme plus ou moins satisfaisant
- *Duree_SIP* et *SDRA* :
  - Canada : parallélisme satisfaisant
  - France : parallélisme satisfaisant
- *Duree_SIP* et *drain_thx*
  - **Canada : parallélisme peu satisfaisant**
  - France : parallélisme à peu près satisfaisant
- *Duree_SIP* et *osel48_heure*
  - Canada : parallélisme satisfaisant
  - **France : parallélisme non satisfaisant**
- *Duree_SIP* et *corticoide*
  - Canada : parallélisme satisfaisant
  - France : parallélisme satisfaisant
- *Duree_SIP* et *inf_noso*
  - Canada : parallélisme à peu près satisfaisant
  - France : parallélisme à peu près satisfaisant

Pour pouvoir mieux évaluer ce critère majeur, il est possible d'utiliser d'autres méthodes qui sont moins subjectives.

b) Modèle de Cox avec prédicteur chronologique – test du rapport de vraisemblance

Dans cette méthode, on évalue l'interaction potentielle entre le temps et la covariable testée afin de vérifier si l'effet de cette variable sur la variable de survie varie en fonction du temps. L'hypothèse nulle est l'absence d'interaction avec un seuil usuellement fixé à 5%. Si cette interaction est significative, on peut penser que la variable ne respecte pas la proportionnalité des HR. De nouveau, l'ensemble des variables que nous souhaitions intégrer dans notre modèle, ont été testées une à une et dans chaque pays. Dans le tableau suivant est indiquée la valeur p de l'analyse de chaque variable

Tableau IX : vérification de la PH, résultats du modèle de Cox avec prédicteur chronologique – test du rapport de vraisemblance au Canada et en France

	VMI	SDRA	Drain-thx	Osel48_h	Corticoïdes	IN
Canada	**0,05**	**0,009**	0,686	**0,038**	0,574	0,161
France	0,272	0,077	0,408	0,694	0,607	**0,049**

VMI : ventilation mécanique invasive; SDRA : Syndrome de Défaillance Respiratoire Aiguë; drain-thx : utilisation d'un drain thoracique; osel48_h : utilisation oseltamivir dans les 48 premières heures; IN : infection nosocomiale
Résultats significatifs en gras

Analyse des résidus de Schoenfeld

La troisième méthode analyse la dispersion des résidus en fonction du temps : il ne doit pas y avoir de dispersion si la PH est respectée. Pour mesurer la dispersion, on mesure la corrélation entre les résidus et les rangs des données non-censurés que l'on aura organisé suivant la durée de survie. Dans le tableau suivant est indiquée la valeur p de l'analyse de chaque variable

Tableau X : vérification de la PH, résultats des analyses des résidus au Canada et en France.

	VMI	SDRA	Drain-thx	Osel48_h	corticoïdes	IN
Canada	0.186	0.134	0.819	0.506	0.157	0.417
France	**0.045**	0.144	0.932	0.696	0.745	0.255

VMI : ventilation mécanique invasive; SDRA : syndrome de Défaillance Respiratoire Aiguë; drain-thx : utilisation d'un drain thoracique; osel48_h : utilisation oseltamivir dans les 48 premières heures; IN : infection nosocomiale
Résultats significatifs en gras

c) **Synthèse des 3 méthodes**

J'ai décidé de retenir les variables qui respectaient la PH dans au moins 2 des 3 méthodes, dans les 2 pays en même temps.

Tableau XI : vérification de la PH, synthèse des 3 méthodes

Canada	VMI	SDRA	Drain-th	Osel48_h	corticoïdes	IN
Graphique	1	1	0	1	1	1
TDCox	0	0	1	0	1	1
Résidus	1	1	1	1	1	1
Total	2	2	2	2	3	3

France	VMI	SDRA	Drain-th	Osel48_h	corticoïdes	IN
Graphique	1	1	1	0	1	1
TDCox	1	1	1	1	1	0
Résidus	0	1	1	1	1	1
Total	2	3	3	2	3	2

VMI : ventilation mécanique invasive; SDRA : syndrome de Défaillance Respiratoire Aiguë; drain-thx : utilisation d'un drain thoracique; osel48_h : utilisation oseltamivir dans les 48 premières heures; IN : infection nosocomiale
1 : variable respectant la PH; 0 : variable qui ne respectent pas la PH

On constate que toutes les variables sélectionnées tant au Canada qu'en France, respectaient la PH. J'ai pu les intégrer sans difficulté dans le modèle de Cox.

5) Construction du modèle de Cox final[100]

a) Formulation du modèle initial

Comme pour la régression logistique, la démarche consiste à commencer par déterminer en premier lieu les interactions entre les variables, puis à rechercher l'impact d'éventuelles variables de confusion et enfin de vérifier la linéarité des variables continues. Notre question de recherche était de connaître l'impact de chaque variable d'exposition sur la variable dépendante « durée de séjour en SIP ». Les 6 variables d'exposition retenues à l'issue du processus de sélection vérifiaient toutes la PH et pouvaient être intégrées dans un modèle de Cox et étaient : « VMI », « SDRA », « drain-thx », « osel48_h », « corticoïdes » et « IN ».

b) Analyse des interactions

Comme dans la régression logistique, l'étape suivante est de vérifier s'il existe des interactions entre certaines variables à l'aide du modèle initial que l'on compare au modèle avec le terme d'interaction. S'il n'y a pas de différence entre les 2 modèles, on admet qu'il n'y a pas d'interaction. Dans notre étude, j'ai testé 6 interactions potentielles (3 par pays) comme suspectées sur le modèle théorique. Une seule interaction s'est avérée significative avec p=0,02. Elle concernait en France l'effet de la ventilation mécanique invasive sur la durée de séjour en SIP qui était modulée par l'utilisation de l'oseltamivir dans les 48 premières heures. J'ai créé une variable à 4 catégories prenant en compte toutes les situations de l'interaction ce qui permettait d'obtenir simplement les HR sans avoir à les calculer (ce qui est un calcul très fastidieux avec beaucoup de risque d'erreur).

Ainsi à la place de « VMI » et de « osel48_heure », j'ai intégré dans le modèle la nouvelle variable que j'ai appelé « VMIbyOsel ». Les différentes catégories sont définies de la façon suivante :
- Si VMI = 1 et osel48_h = 1, VMIbyOsel = 1
- Si VMI = 0 et osel48_h = 1, VMIbyOsel = 2
- Si VMI = 1 et osel48_h = 0, VMIbyOsel = 3
- Si VMI = 0 et osel48_h = 0, VMIbyOsel = 4

c) Analyse de l'impact des variables de confusion

De nouveau comme dans la régression logistique il n'y avait que des variables d'exposition dont nous voulions connaître l'effet sur la VD, et pas de variables de confusion ainsi que le modèle théorique le spécifiait.

d) Vérification de la linéarité des variables continues

Il n'y avait pas de variables continues à intégrer dans le modèle donc le problème ne se posait pas.

e) Identification du modèle final et résultats

Le modèle final comprenais 4 variables dichotomiques et 1 variable à 4 catégories (la variable d'interaction) :
- Syndrome de Défaillance Respiratoire Aiguë
- Utilisation de drain thoracique
- Utilisation de corticoïde

- Infection nosocomiale
- VMIbyOsel

Les résultats finaux sont résumés dans le tableau XII

Tableau XII : durée de séjour en SIP en fonction des événements durant l'hospitalisation (Régression de Cox)

Variables sélectionnées			Canada		Variable interaction			France	
		HR	95% IC	p			HR	95% IC	p
Evolution à l'hôpital			(n=152)					(n=114)	
	No.					No.			
Osel_48H	52	1.72	1.21-2.45	.002	Osel+VMI1	46	2.47	1.25-4.93	.01
VMI	74	3.00	2.02-4.45	<.001	Osel+VMI2	48	0.84	0.47-1.49	.55
					Osel+VMI3	4	0.52	0.17-1.59	.25
					Osel+VMI4	16	1	[Ref]	
Drain_Thx	20	2.73	1.55-4.83	.001		7	2.01	0.86-4.68	.11
IN	13	3.32	1.72-6.41	<.001		25	0.84	0.51-1.39	.50
SDRA	29	1.39	0.86-2.24	.18		40	0.89	0.57-1.39	.61
Corticoïde	71	0.87	0.62-1.23	.43		32	0.65	0.54-1.47	.65

Durée de séjour aux soins intensifs pédiatriques, analyse avec patients vivants et décédés.
Abréviations: HR, hazard ratio; IC, intervalle de confiance; Osel48H, utilisation de l'oseltamivir dans les 48 premières après l'admission; VMI, ventilation mécanique invasive; Osel+VMI, oseltamivir dans les 48 premières heures après l'admission et ventilation mécanique invasive; Drain_Thx : utilisation d'un drain thoracique; IN, infection nosocomiale; SDRA, syndrome de défaillance respiratoire aiguë
Variable d'interaction: Osel48H+VMI 1, utilisation d'osel48H et utilisation de VMI; Osel48H+VMI2, , utilisation d'osel48H et absence d'utilisation de VMI; Osel48H+IV3, pas d'utilisation d'osel48H et utilisation d'VMI; Osel48H+IV4, pas d'utilisation d'osel48H et pas d'utilisation de VMI

Figure 14 : visualisation de l'interaction entre « VMI » et « oseltamivir dans les 48 premières heures »

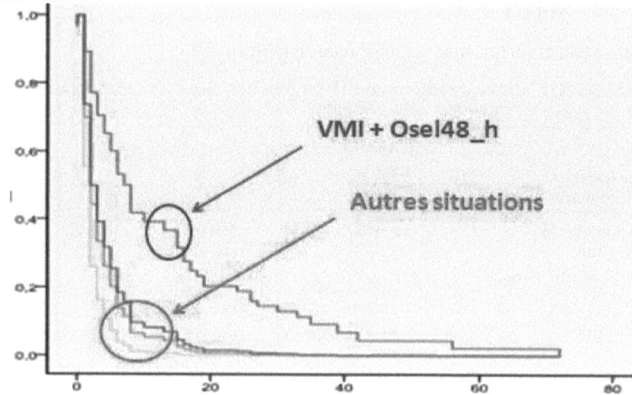

f) Appréciation de la qualité d'ajustement du modèle « final »

De la même manière que pour la régression logistique, nous devons vérifier l'ajustement du modèle en utilisant les DFBétas et l'analyse des résidus.

Figure 15 : histogramme des DFBétas des variables intégrées dans le modèle final en France pour la VD « durée de séjour en SIP »

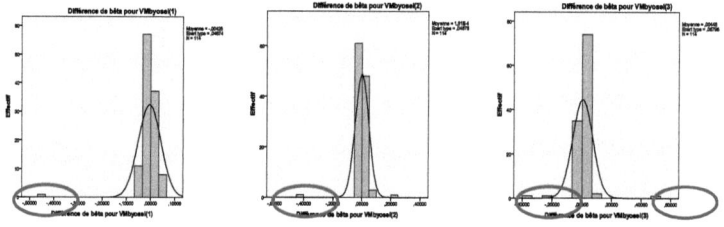

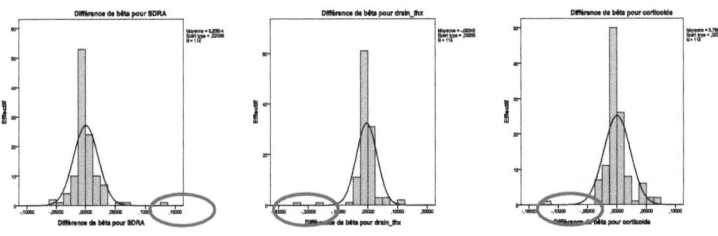

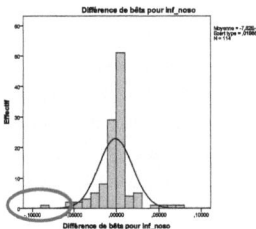

J'ai constaté en France que les résidus suivaient approximativement une loi normale même si l'intervalle est plus large (compris entre 0,5 et -0,5) et qu'il existait de nombreuses « valeurs extrêmes ». La recherche des valeurs extrêmes supérieures à 3 DS montrait qu'effectivement il y en avait 12 soit 2 de plus que lors de la régression logistique. Cela restait acceptable et on a pu affirmer que le modèle s'ajustait bien aux données françaises. Au Canada, l'observation des graphiques était très similaire à la situation française ce que confirmait la recherche des valeurs extrêmes avec 11 « valeurs extrêmes ». De la même façon que pour les données française, on a pu affirmer que le modèle s'ajustait bien aux données canadiennes.

g) Conclusion de la Régression de Cox au Canada et en France durant l'hospitalisation concernant les facteurs influençant la durée de séjour en SIP

Les résultats de notre analyse montraient que durant l'hospitalisation, les facteurs influençant la durée de séjour en SIP n'étaient pas rigoureusement les mêmes entre le

Canada et la France. Au Canada comme attendu, la durée de séjour était augmentée par l'utilisation de la ventilation mécanique invasive, la mise en place d'un drainage thoracique, par l'apparition d'une infection nosocomiale mais aussi par l'utilisation de l'Oseltamivir dans les 48 premières heures d'hospitalisation. Ce dernier résultat est probablement lié à un biais protopathique comme je l'ai déjà mentionné dans les conclusions de la régression logistique. En France, on retrouvait l'importance pour la durée de séjour, de l'utilisation de la ventilation mécanique invasive et de l'utilisation de l'Oseltamivir, mais l'analyse a montré que l'augmentation n'était effective qu'en cas d'utilisation conjointe (Figure 14). Cela est également une conséquence probable du biais protopathique. De façon plus surprenante, on ne retrouvait pas d'association entre les infections nosocomiales et la durée de séjour alors que ces infections étaient nombreuses si bien que notre étude aurait dû avoir la puissance suffisante pour mettre en évidence un lien s'il existait. La définition d'infection nosocomiale en France était les infections nosocomiales nécessitant des antibiotiques ce qui est une définition large pouvant inclure certaines suspicions d'infections. Ceci expliquerait à la fois la plus grande fréquence en France qu'au Canada ainsi que l'absence de retentissement important sur la durée de séjour. Je m'attendais à ce que l'on retrouve une durée de séjour augmentée chez les patients ayant un SDRA, ce n'est pas le cas au Canada et en France sans que l'explication soit évidente. Le SDRA est une affection grave entrainant une dégradation du tissu pulmonaire dont la cicatrisation prend plusieurs jours et qui ne peut être pris en charge le plus souvent que par la ventilation mécanique invasive. Ne pas retrouver de différence dans la durée de séjour pose le problème du diagnostic. A-t-il été fait trop facilement? Les critères ne sont pas tous très objectifs à l'image du diagnostic radiologique. Ou bien le diagnostic n'a pas été réalisé à chaque SDRA? La question restera sans réponse.

Au total, la pandémie H1N1 n'a pas induit de différences majeures d'évolution entre les 2 pays même s'il y a quelques différences. Durant l'hospitalisation, les facteurs allongeant la durée de séjour étaient ceux classiquement attendus pour les patients en SIP.

CHAPITRE IV. LES RÉSULTATS DES AUTRES ANALYSES MULTIVARIÉES

Pour évaluer la sévérité de la pandémie H1N1, le critère principal de jugement a été défini comme la comparaison de la durée de séjour en SIP. J'ai présenté la démarche pour réaliser une régression de Cox avec les variables retrouvées en cours d'hospitalisation mais j'ai également réalisé la même démarche pour les caractéristiques des patients au moment de l'entrée dans l'unité de SIP. Par ailleurs, il y avait des critères de jugement secondaire tel que la durée de ventilation invasive ou le risque de ventilation invasive et dans ce chapitre je vais vous présenter ici les résultats réalisés grâce à la même démarche d'analyse que celles expliquaient dans le chapitre III.

1. Régression de Cox pour la « durée de séjour en SIP » en fonction des caractéristiques des patients à l'entrée dans l'unité

1) Sélection et spécifications des liens postulés entre les variables

Le même processus de sélection des variables a été effectué et a aboutit en première analyse à la même sélection que lors de la régression logistique pour « risque de ventilation mécanique invasive » : âge au diagnostic, poids, nourrisson<1an, asthme, pathologies respiratoires chroniques, FdRneurologique, autreFdR, Oseltamivir utilisé dans les 48 premières heures suivant l'admission. Le modèle théorique est le même en dehors de la VD qui est maintenant « durée de séjour en SIP ». Les risques de colinéarité entre les VI sont identiques et les conclusions quant aux variables retenues également. A l'issue de ce processus de sélection, on retient 6 variables à intégrer dans notre modèle initial qui sont : âge au diagnostic, nourrisson<1an, asthme, pathologies respiratoires chroniques, FdRneurologique, autreFdR, Oseltamivir utilisé dans les 48 premières heures suivant l'admission.

2) Vérification de la répartition des censures

Dans notre étude, il n'y a pas de censure ni de répartition à apprécier car j'ai décidé de retenir l'ensemble des patients entrés en SIP qu'ils soient sortis de l'unité vivant ou décédé.

3) Vérification de la proportionnalité des HR[101]

Les méthodes pour vérifier la proportionnalité des HR ont été effectuées pour chaque variable et l'ensemble des résultats est résumé dans le tableau XIII

Tableau XIII : bilan de la PH pour « durée de séjour en SIP » en fonction des caractéristiques du patient

Canada	NRS_1an	Asthme	FdRrespi asthme=0	FdR-neuro	FdR_autre	Osel48_h
Graphique	1	1	0	0	1	1
TDCox	1	1	0	0	1	0
Résidus	1	1	0	0	1	1
Total	3	3	0	0	3	2

France	NRS_1an	Asthme	FdRrespi asthme=0	FdR-neuro	FdR_autre	Osel48_h
Graphique	1	0	0	1	1	0
TDCox	1	1	1	1	0	1
Résidus	1	1	1	1	1	1
Total	3	2	2	3	2	2

Il y a donc deux variables qui ne respectaient pas la PH. Il n'est possible d'en introduire qu'une seule dans le modèle. J'ai choisi de conserver « FdR-neurologique » dans la mesure où le nombre d'observation dans les 2 pays est supérieur au nombre d'observation pour « pathologies respiratoires chroniques sans asthme » mais aussi parce que cette dernière variable respectait moins de critères de la PH. Sur le plan clinique, il aurait pu paraître intéressant de chercher l'impact d'une pathologie principalement respiratoire comme la grippe sur les patients ayant un problème respiratoire chronique. Mais d'une part, nous conservons la variable « asthme » qui est la pathologie la plus retrouvée avec la grippe pandémique, et d'autre part il est également intéressant de connaître l'impact de la grippe sur les pathologies neurologiques chroniques qui sont des patients ayant aussi des problèmes pulmonaires chroniques.

La variable que j'ai choisi de conserver ne pouvait pas être intégrée telle quelle dans la régression de Cox et dans ce cas, le chercheur a 3 possibilités pour poursuivre l'analyse. Soit il supprime la variable mais celle-ci nous intéressait et nous aurions perdu en précision. Soit le chercheur utilise un modèle de Cox stratifié en fonction de « FdR-neuro ». L'inconvénient, c'est que ce modèle stratifié ne donnera pas l'effet de « FdR-neuro » sur la durée de séjour en SIP que nous souhaiterions connaître. Soit le chercheur intègre cette variable dans un modèle de Cox avec prédicteur chronologique qui permet de réaliser l'analyse dans cette situation mais la liaison de FdR-neuro avec le temps n'était pas franche ce qui n'est pas favorable pour ce type d'analyse et le modèle risquait d'être instable. C'est pourquoi j'ai choisi de réaliser un modèle de Cox stratifié.

4) Construction du modèle de Cox final

a) Analyse des interactions et de la confusion

L'analyse des interactions potentielles ne confirme pas qu'il existe ce type de liaison entre les variables testées tant au Canada ou en France. De même, toutes les variables sont des variables d'exposition donc il n'y a pas de variables de confusion.

b) Vérification de la linéarité de « âge au diagnostic »

Comme au cours de la régression logistique, la linéarité de cette variable continue n'était pas vérifiée et elle a été introduite dans le modèle sous la forme d'une variable catégorielle à 4 catégories (<1an ; 1-4 ans ; 5-9 ans ; 10 ans et plus).

c) Identification du modèle final et résultats

A l'issue de processus de sélection, les variables qui ont été intégrées dans le modèle final étaient :
- Age_cat : variable à 4 catégories
- Asthme
- FdRneurologique
- Autres FdR

- Oseltamivir utilisé dans les 48 premières heures suivant l'admission

Le tableau XIV et la Figure 16 résument les résultats obtenus

Tableau XIV : durée de séjour en SIP en fonction des caractéristiques des patients à l'entrée dans l'unité au Canada et en France (Régression de Cox)

Variables sélectionnée		Canada				France		
		HR	95% IC	p		HR	95% IC	p
Admission			n=153				n=114	
	No.				No.			
Age* < 1	21	1.44	0.80-2.57	.22	31	0.87	0.52-1.46	.60
1-4	50	1.52	0.95-2.43	.08	36	0.84	0.51-1.37	.48
5-9	46	1.20	0.76-1.91	.43	17	1.40	0.76-2.60	.29
≥ 10	36	1	[Ref]		30	1		
Asthme	39	0.53	0.35-0.80	.002	15	0.64	0.37-1.12	.12
Autre_FdR	45	1.43	0.98-2.10	.07	32	0.76	0.50-1.17	.21
Osel_48H	53	1.41	0.98-2.04	.06	94	1.62	0.96-2.75	.07

Durée de séjour aux soins intensifs pédiatriques, analyse avec patients vivants et décédés.
Abréviations: HR, hazard ratio; IC, intervalle de confiance; Osel_48H, utilisation de l'oseltamivir dans les 48 premières après l'admission;
Définitions: autre_FdR: tous les facteurs de risque en dehors des facteurs de risques pulmonaires, cardiaques, neurologiques
*âge en année

La seule variable significative était la présence d'asthme qui était associée avec un séjour plus court au Canada (p=0.002) mais pas en France (p=0.12). Il est possible que ce lien n'ait été pas retrouvé en France car le nombre d'asthmatique y était plus faible qu'au Canada (15/114 vs 39/153) ce qui a probablement occasionné un manque de puissance statistique. Toutes les autres variables ne permettaient pas d'expliquer la durée de séjour en SIP tant au Canada qu'en France.

Figure 16 : Courbe de survie de la durée de séjour en SIP en fonction des caractéristiques des patients à l'entrée dans l'unité en fonction de la variable FdR-neuro au Canada (figure gauche) et en France (figure droite)

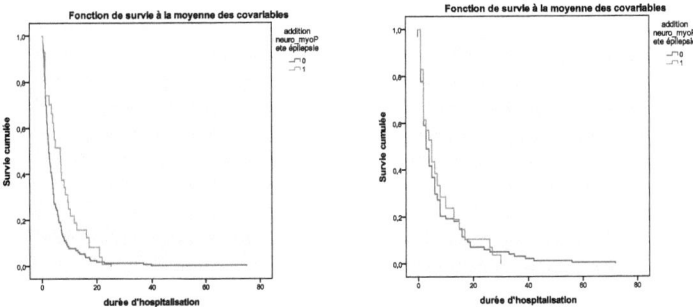

On note une différence entre le Canada et la France avec un séjour plus long au Canada pour les patients ayant une pathologie neurologique à l'entrée. Il n'y a pas de différence visible pour cette pathologie en France.

5) Appréciation de la qualité d'ajustement

De nouveau nous avons utilisé l'analyse des résidus qui était en faveur d'un ajustement satisfaisant du modèle avec 8 observations en dehors de l'intervalle défini par + ou − 3 DS au Canada et 7 observations en France. Les résultats pouvaient donc être regardés avec confiance.

6) Conclusion

La durée de séjour en SIP durant la pandémie H1N1 était très peu expliquée par les caractéristiques du patient puisqu'il n'y avait que l'asthme qui était associé avec une diminution du séjour et seulement au Canada. Ce lien n'était pas retrouvé en France probablement par manque de puissance. Par ailleurs, il est probable qu'il y ait eu une augmentation de la durée de séjour au Canada pour les patients porteurs d'une pathologie neurologique et mais cette association n'a pas été retrouvée en France.

2. Régression de Cox pour la « durée de ventilation invasive » en fonction des caractéristiques des patients à l'entrée dans l'unité

La variable dépendante à l'étude était une variable temps-dépendante donc j'ai réalisé une régression de Cox. La même stratégie utilisée précédemment a été utilisée avec 2 analyses séparées par pays.

1) Sélection et spécifications des liens postulés entre les variables

Le même processus de sélection des variables a été effectué et a aboutit à la même sélection que lors de la régression de Cox pour « durée de séjour en SIP » en fonction des caractéristiques des patients. J'ai retenu 6 variables à intégrer dans notre modèle initial qui sont : âge au diagnostic, nourrisson<1an, asthme, FdRneurologique, autreFdR, Oseltamivir utilisé dans les 48 premières heures suivant l'admission.

2) Vérification de la répartition des censures

Pour chaque variable, la répartition des censures a été faite. Pour toutes les variables, la répartition était identique entre les censurés et non-censurés comme présenté sur la figure suivante.

Figure 17 : répartition des censures pour la variable FdR-neuro en France

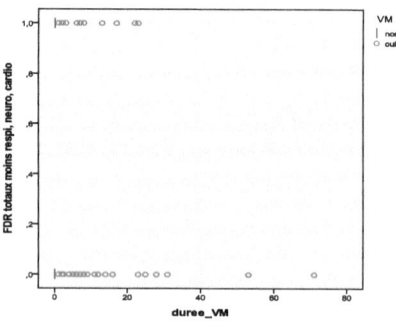

3) Vérification de la proportionnalité des HR

Chaque variable respectait la PH et a pu être intégrée dans l'analyse

4) Construction du modèle de Cox final

Les interactions, la confusion, la linéarité ont été testées et les résultats étaient identiques que lors de la régression de Cox pour la durée de séjour avec les caractéristiques du patient. Le modèle final contenait donc les variables suivantes :

- Age_cat : variable à 4 catégories
- Asthme
- FdRneurologique
- Autres FdR
- Oseltamivir utilisé dans les 48 premières heures suivant l'admission

Les modèles finaux au Canada et en France n'étaient pas significatifs et l'analyse s'est arrêtée là. Aucune variable n'était associée avec la durée de la ventilation invasive.

3. Analyses avec le Canada seul

Le processus de sélection a éliminé de nombreuses variables et le facteur limitant a souvent été la cohorte française où certains groupes n'avaient pas plus de 3 observations. J'ai décidé de refaire les analyses sans chercher à comparer les 2 pays entre eux si bien que le processus de sélection était libéré d'une contrainte. En France, cela n'a rien changé et les analyses n'ont pas été refaites. Au Canada, l'analyse a pu se faire avec d'autres variables importantes comme « vaccination H1N1 » ou « FdR cardiologique ». Voici les résultats obtenus par cette nouvelle série d'analyses

1) Régression de Cox pour la « durée de séjour en SIP »

a) En fonction des caractéristiques du patients

i. Processus de sélection

Le processus de sélection a été identique à celui déjà décrit et les variables à l'étude étaient les mêmes. Toutefois, on a pu conserver 3 variables supplémentaires : « vaccination H1N1 », « FdR cardiologique » et les variables évaluant la sévérité à l'entrée PIM2 et PELOD. Le modèle théorique montrait qu'il existait un risque théorique de multicolinéarité entre PIM2 et PELOD qui a été authentifié par l'analyse. En raison de ce risque et de la recherche d'économie de variable (toujours pour conserver la meilleure puissance possible), j'ai décidé de conserver PIM2 qui est un score de risque de mortalité (comme le score APACHE en soins intensifs adultes), or ce type de score est plus usité dans la grande majorité des publications. Les variables retenues sont : âge au diagnostic, vaccination H1N1, nourrisson<1an, asthme, pathologies respiratoires sans asthme, FdR-neurologique, FdR-cardiologique, autre_FdR, Oseltamivir utilisé dans les 48 premières heures suivant l'admission et PIM2.

Les interactions, la confusion et la linéarité ont été vérifiées une fois encore et les résultats étaient identiques aux précédents. Les conclusions concernant les variables étaient les mêmes. Pour PIM2, on constatait que cette variable n'était pas linéaire et elle a été intégrée dans le modèle comme une variable dichotomique (0≤7,5 : 1>7,5). Ce seuil a été déterminé de façon à individualiser les patients les plus graves dans un groupe séparé.

ii. Modèle final

Les variables retenues étaient : âge catégorisée en 4, vaccination H1N1, asthme, pathologies pulmonaire sans asthme, FdR-neurologique, FdR-cardiologique, autre_FdR, Oseltamivir utilisé dans les 48 premières heures suivant l'admission et PIM_catégorisée.

J'ai repris le modèle avec stratification par FdR_neuro pour les mêmes raisons que précédemment. Ces résultats sont présentés dans le tableau XV et la figure 18.

Tableau XV : durée de séjour en SIP en fonction des caractéristiques des patients à l'entrée dans l'unité au Canada uniquement (Régression de Cox)

Variables sélectionnées		HR	Canada 95% IC	p
Admission	No.		n=153	
Age* < 1	21	1.25	0.68-2.30	.47
1-4	50	1.45	0.89-2.37	.13
5-9	46	1.02	0.63-1.65	.93
> 10	36	1	[Ref]	
Vaccin H1N1	32	1.07	0.71-1.64	.74
Asthme	39	0.52	0.33-0.80	.003
FdR_pulmonaires sans asthme	21	1.26	0.73-1.17	.41
FdR_cardiaques	26	1.38	0.86-2.21	.18
Autres_FdR	45	1.27	0.85-1.90	.24
Osel_48H	53	1.55	1.07-2.25	.02
PIM2>7,5	39	2.34	1.53-3.57	< .000

Durée de séjour aux soins intensifs pédiatriques, analyse avec patients vivants et décédés.
Abréviations: HR, hazard ratio; IC, intervalle de confiance; Osel_48H, utilisation de l'oseltamivir dans les 48 premières après l'admission
Définitions: FdR_pulmonaires sans asthme, pathologies pulmonaires chroniques sans l'asthme; FdR_cardiaques, pathologies cardiaques chroniques; autre_FdR: tous les facteurs de risque en dehors des facteurs de risques pulmonaires, cardiaques, neurologiques; PIM2>7,5, score PIM2 supérieur à 7,5
*âge en année

Figure 18 : Courbe de survie de la durée de séjour en SIP suivant le statut de la variable FdR-neuro et en fonction de PIM2

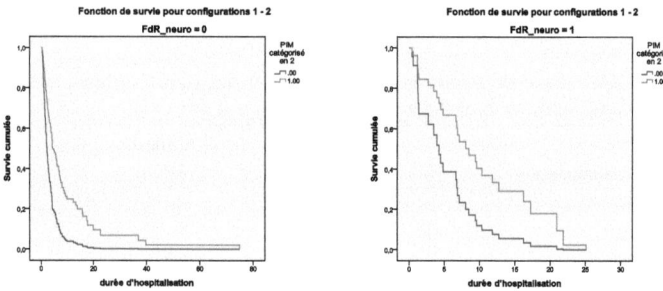

Les résultats n'ont pas été réellement modifiés par l'intégration de nouvelles variables. Cet ajout apportait une meilleure prise en compte de la situation à l'entrée avec en particulier l'ensemble des facteurs de risque constatés qui étaient pris en compte dans l'équation (Facteurs de risque respiratoires, cardiologiques, neurologiques et autres). Cela m'a assuré que les résultats précédents n'avaient pas été trop influencés par l'absence de certaines pathologies chroniques. Par ailleurs, la prise en compte de la gravité au travers de l'introduction de PIM2 a également été rassurante puisqu'effectivement comme on l'espérait, les malades les plus graves à l'entrée sont ceux qui sont restés le plus longtemps hospitalisés.

On voit sur les figures que l'influence des facteurs de risque neurologiques n'était pas très importante et que le score de PIM2 à l'entrée était beaucoup plus informateur sur la durée de séjour. Cela a été confirmé par la figure 19 où il n'existe qu'une petite différence suivant le statut de la variable FdR-neurologique. Hélas, du fait de la stratification nous n'avons pas pu avoir de calcul de la valeur du HR ni de son intervalle de confiance

Figure 19 : durée de séjour en SIP au Canada suivant le statut de la variable FDR-neurologique

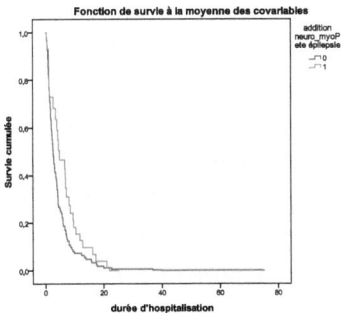

iii. Ajustement du modèle et conclusion

De nouveau nous avons utilisé l'analyse des résidus qui était faveur d'un ajustement correct mais pas parfait du modèle avec des variables comprises entre -0,5 et +0,5 et 16 observations en dehors de l'intervalle défini par + ou – 3 DS au Canada. Les résultats doivent être regardés avec une confiance relative.

L'apport de nouvelles variables n'a pas modifié réellement les résultats issus de l'analyse conjointe Canada/France mais à fortifié notre confiance dans les résultats obtenus par la description moins exhaustive des malades à l'entrée des services de SIP.

b) En fonction des interventions pendant l'hospitalisation

Il n'y avait pas de différence dans la sélection des variables car la cohorte française n'a pas plus influencée la sélection que la cohorte canadienne. Il n'y avait donc pas lieu de reprendre l'analyse.

2) Régression logistique pour le « risque de ventilation invasive »

a) Processus de sélection

Le processus de sélection était le même que pour la durée de séjour en SIP en fonction des caractéristique du patient et a abouti à retenir les variables suivantes : âge catégorisée en 4, vaccination H1N1, asthme, pathologies pulmonaire sans asthme, FdR-neurologique, FdR-cardiologique, autre_FdR, Oseltamivir utilisé dans les 48 premières heures suivant l'admission et PIM_catégorisée.

b) Modèle final

Les résultats du modèle final sont résumés dans le tableau 3 de l'article soumis à publication page 37 de ce mémoire

c) Ajustement du modèle et conclusion

L'ajustement du modèle était correct avec un test de Hosmer-Lemeshow à 0,88, des résidus qui suivaient une loi normale et qui étaient compris entre -0,1 et +0,1, et avec 15 observations s'écartant de plus de 3 DS de la moyenne des résidus.

Cette analyse confirmait de nouveau les résultats obtenus lors de l'analyse conjointe Canada/France tout en les fortifiant du fait de l'introduction de l'ensemble des pathologies chroniques et du score de mortalité. Mais elle a apportait un fait nouveau très intéressant, à savoir le lien entre la vaccination contre H1N1 et la diminution du risque de ventilation invasive. Il faut évidemment rester prudent puisqu'il s'agit d'une étude observationnelle mais il ne faut pas oublier que dans la cohorte canadienne la collecte de données à été prospective limitant les biais potentiels. C'est en tout cas le premier résultat positif de la vaccination sur des enfants hospitalisés en SIP durant la pandémie, rapporté dans la littérature. S'il n'est pas possible d'affirmer le lien de cause à effet, il est possible de dire qu'il parait prudent de recommander cette vaccination en cas de pandémie grippale vu les risques encourus par les enfants en cas de séjour en SIP.

CONCLUSION DE L'ETUDE

Il y a bien eu une différence d'intensité entre le Canada et la France. Cela s'est traduit aux SIP par 2 fois plus d'enfants hospitalisés au Canada sur une période presque 2 fois plus courte et cela a contribué à fragiliser les services de SIP canadiens en particulier sur le plan humain. Les études statistiques pratiquées à partir des 2 cohortes nationales n'ont pas mis en évidence de différence de gravité des patients à l'entrée même si la comparabilité de ce type de données n'a pas pu être faite correctement en raison de trop nombreuses valeurs manquantes. L'étude confirme que l'asthme a été une pathologie fréquente hospitalisée aux SIP pendant la pandémie H1N1. Elle confirme le bon pronostic de cette affection, ce qui avait été montré dans une étude de cohorte nationale américaine. Ainsi l'asthme est la seule caractéristique des patients associée avec une diminution de la durée de séjour au Canada. Les autres facteurs associés avec cette durée sont les événements ayant lieu pendant le séjour aux SIP tels que la prise d'un traitement antiviral dans les 48 heures qui suivent l'admission ou l'existence d'un score de PIM2 supérieur à 7,5. Enfin, notre étude met en évidence un lien entre la vaccination contre le virus H1N1 et la diminution du risque de ventilation mécanique invasive. Ce lien est à prendre avec précaution mais c'est le seul résultat positif rapporté à ce jour entre la vaccination et une éventuelle protection des enfants hospitalisés en SIP.

Au total, notre étude confirme que la pandémie n'a pas sévie de la même façon au Canada et en France et comme aucun facteur ne permet prédire la sévérité d'une pandémie et son impact sur les SIP, il est nécessaire que les gouvernements, les intensivistes et les soignants restent vigilant lors de la prochaine pandémie.

BIBLIOGRAPHIE

1. Fiore AE, Shay DK, Haber P, et al. Prevention and control of influenza. Recommendations of the Advisory Committee on Immunization Practices (ACIP), 2007. *MMWR Recommendations and reports : Morbidity and mortality weekly report Recommendations and reports / Centers for Disease Control* 2007; **56**(RR-6): 1-54.

2. Ampofo K, Gesteland PH, Bender J, et al. Epidemiology, complications, and cost of hospitalization in children with laboratory-confirmed influenza infection. *Pediatrics* 2006; **118**(6): 2409-17.

3. Poehling KA, Edwards KM, Griffin MR, et al. The burden of influenza in young children, 2004-2009. *Pediatrics* 2013; **131**(2): 207-16.

4. Moore DL, Vaudry W, Scheifele DW, et al. Surveillance for influenza admissions among children hospitalized in Canadian immunization monitoring program active centers, 2003-2004. *Pediatrics* 2006; **118**(3): e610-9.

5. Burton C, Vaudry W, Moore D, et al. Children hospitalized with influenza during the 2006-2007 season: a report from the Canadian Immunization Monitoring Program, Active (IMPACT). *Can Commun Dis Rep* 2008; **34**(12): 17-32.

6. Lemaitre M, Carrat F, Rey G, Miller M, Simonsen L, Viboud C. Mortality burden of the 2009 A/H1N1 influenza pandemic in France: comparison to seasonal influenza and the A/H3N2 pandemic. *PLoS One* 2012; **7**(9): e45051.

7. Tomas J, Lelievre F, Bercelli P, et al. Hospital admissions related to influenza in France during the 2006/2007 epidemic. *Rev Epidemiol Sante Publique* 2011; **59**(3): 159-67.

8. Morens DM, Taubenberger JK, Fauci AS. The persistent legacy of the 1918 influenza virus. *N Engl J Med* 2009; **361**(3): 225-9.

9. Ma J, Dushoff J, Earn DJ. Age-specific mortality risk from pandemic influenza. *J Theor Biol* 2011; **288**: 29-34.

10. Lagace-Wiens PR, Rubinstein E, Gumel A. Influenza epidemiology--past, present, and future. *Crit Care Med* 2010; **38**(4 Suppl): e1-9.

11. Swine influenza A (H1N1) infection in two children--Southern California, March-April 2009. *MMWR Morb Mortal Wkly Rep* 2009; **58**(15): 400-2.

12. Echevarria-Zuno S, Mejia-Arangure JM, Mar-Obeso AJ, et al. Infection and death from influenza A H1N1 virus in Mexico: a retrospective analysis. *Lancet* 2009; **374**(9707): 2072-9.

13. Perez-Padilla R, de la Rosa-Zamboni D, Ponce de Leon S, et al. Pneumonia and respiratory failure from swine-origin influenza A (H1N1) in Mexico. *N Engl J Med* 2009; **361**(7): 680-9.

14. Clinical Aspects of Pandemic 2009 Influenza A (H1N1) Virus Infection. *New England Journal of Medicine* 2010; **362**(18): 1708-19.

15. Webb SA, Pettila V, Seppelt I, et al. Critical care services and 2009 H1N1 influenza in Australia and New Zealand. *N Engl J Med* 2009; **361**(20): 1925-34.

16. Ugarte S, Arancibia F, Soto R. Influenza A pandemics: clinical and organizational aspects: the experience in Chile. *Crit Care Med* 2010; **38**(4 Suppl): e133-7.

17. Progression and impact of the first winter wave of the 2009 pandemic H1N1 influenza in New South Wales, Australia. *Euro Surveill* 2009; **14**(42).

18. Helferty M, Vachon J, Tarasuk J, Rodin R, Spika J, Pelletier L. Incidence of hospital admissions and severe outcomes during the first and second waves of pandemic (H1N1) 2009. *Canadian Medical Association Journal* 2010; **182**(18): 1981-7.

19. The Impact of the H1N1 Pandemic on Canadian Hospitals2010. https://secure.cihi.ca/free_products/H1N1_AIB_final_EN.pdf (accessed May 15, 2012).

20. Dushoff J, Plotkin JB, Viboud C, Earn DJD, Simonsen L. Mortality due to Influenza in the United States—An Annualized Regression Approach Using Multiple-Cause Mortality Data. *American journal of epidemiology* 2006; **163**(2): 181-7.

21. Tran D, Vaudry W, Moore DL, et al. Comparison of children hospitalized with seasonal versus Pandemic Influenza A, 2004–2009. *Pediatrics* 2012; **130**(3): 397-406.

22. Launay E, Ovetchkine P, Saint-Jean M, et al. Novel influenza A (H1N1): clinical features of pediatric hospitalizations in two successive waves. *International Journal of Infectious Diseases* 2011; **15**(2): e122-e30.

23. O'Riordan S, Barton M, Yau Y, Read SE, Allen U, Tran D. Risk factors and outcomes among children admitted to hospital with pandemic H1N1 influenza. *Cmaj* 2010; **182**(1): 39-44.

24. Jouvet P, Hutchison J, Pinto R, et al. Critical illness in children with influenza A/pH1N1 2009 infection in Canada. *Pediatric critical care medicine : a journal of the Society of Critical Care Medicine and the World Federation of Pediatric Intensive and Critical Care Societies* 2010; **11**(5): 603-9.

25. Conway J, Tuite A, Fisman D, et al. Vaccination against 2009 pandemic H1N1 in a population dynamical model of Vancouver, Canada: timing is everything. *BMC Public Health* 2011; **11**(1): 932.

26. Public Health Agency of Canada. Fluwatch week 33 and 34. *Fluwatch* 2010; **August 15, 2010 to August 28, 2010.**

27. Vaux S, Brouard C, Fuhrman C, et al. Dynamique et impact de l'épidémie A(H1N1)2009 en France métropolitaine, 2009-2010. Numéro thématique - Épidémie de

grippe A(H1N1)2009 : premiers éléments de bilan en France. *Bulletin Epidémiologique Hebdomadaire* 2010; **24-25-26**(29 juin 2010): 259-64.

28. bull_grog_16-2010. 2010. http://www.grog.org/cgi-files/db.cgi?code=330&action=bulletin_grog (accessed 6 december 2012).

29. Bilan annuel du réseau Sentinelles Janvier - Décembre 2009. 2010; **2010-08-02**(6 december 2012).

30. Bonmarin I, Desenclos J-C, Gastellu-Etchegorry M, Saura C, Lévy-Bruhl D. Grippe pandémique A(H1N1)2009 : de l'estimé à l'observé ! *Bulletin Epidémiologique Hebdomadaire* 2010; **24-25-26**(29 juin 2010): 264-6.

31. Bone A, Guthmann JP, Nicolau J, Levy-Bruhl D. Population and risk group uptake of H1N1 influenza vaccine in mainland France 2009-2010: results of a national vaccination campaign. *Vaccine* 2010; **28**(51): 8157-61.

32. Weil-Olivier C, Lina B. Vaccination coverage with seasonal and pandemic influenza vaccines in children in France, 2009-2010 season. *Vaccine* 2011; **29**(40): 7075-9.

33. Jouvet P, Greenblatt M, Kissoon N, et al. Impact of H1N1 Pandemic on quality indicators in Canadian Pediatric Intensive Care Units: preliminary data. *22nd European Society of pediatric and Neonatal Intensive Care annual congress (ESPNIC 2011)* 2011; **37**(Suppl 2): S362-3.

34. Embree J. Pandemic 2009 (A)H1N1 influenza (swine flu) — the Manitoba experience. *Biochemistry and Cell Biology* 2010; **88**(4): 589-93.

35. Smetanin P, Stiff D, Kumar A, et al. Potential intensive care unit ventilator demand/capacity mismatch due to novel swine-origin H1N1 in Canada. *Can J Infect Dis Med Microbiol* 2009; **20**(4): e115-23.

36. Stiff D, Kumar A, Kissoon N, et al. Potential pediatric intensive care unit demand/capacity mismatch due to novel pH1N1 in Canada. *Pediatric critical care medicine : a journal of the Society of Critical Care Medicine and the World Federation of Pediatric Intensive and Critical Care Societies* 2011; **12**(2): e51-7.

37. Kendirli T, Demirkol D, Yildizdas D, et al. Critically ill children with pandemic influenza (H1N1) in pediatric intensive care units in Turkey. *Pediatr Crit Care Med* 2012; **13**(1): e11-7.

38. Torres SF, Iolster T, Schnitzler EJ, et al. High mortality in patients with influenza A pH1N1 2009 admitted to a pediatric intensive care unit: a predictive model of mortality. *Pediatr Crit Care Med* 2012; **13**(2): e78-83.

39. Randolph AG, Vaughn F, Sullivan R, et al. Critically Ill Children During the 2009–2010 Influenza Pandemic in the United States. *Pediatrics* 2011.

40. Brissaud O, Nolent P, Javouhey E, Renolleau S, Leclerc F. Pandemic 2009 influenza A virus (pH1N1) infection in French PICU. *Pediatr Crit Care Med* 2011; **12**(Suppl 3): A66.

41. Fléchelles O, Fowler R, Jouvet P. H1N1 pandemic: clinical and epidemiologic characteristics of the Canadian pediatric outbreak. *Expert Review of Anti-infective Therapy* 2013; **11**(in press).

42. World Bank. World Development Indicators database. 2011.

43. Department of Health Statistics and Informatics. World Health Statistics 2012. 2012. p. 1-180.

44. Ministère de la Santé et des Sports. Diaporama d'information sur la grippe A(H1N1) 2009 (données épidémiologiques et cliniques, diagnostic, vaccination, traitement). 2009.

45. Jamieson B, Jain R, Carleton B, Goldman RD. Use of oseltamivir in children. *Can Fam Physician* 2009; **55**(12): 1199-201.

46. Ministère de la Santé et des Sports. Nouvelle recommandations sur la prise en charge des patients grippés (10 décembre 2009). 2009.

47. World Health Organization. Pandemic (H1N1) 2009 briefing note 2: WHO recommendations on pandemic (H1N1) 2009 vaccines. . Geneva: World Health Organization, 2009.

48. Brien S, Kwong JC, Charland KM, Verma AD, Brownstein JS, Buckeridge DL. Neighborhood Determinants of 2009 Pandemic A/H1N1 Influenza Vaccination in Montreal, Quebec, Canada. *American journal of epidemiology* 2012.

49. Ministère de la Santé et des Sports. Lancement de la campagne vaccinale contre la grippe A(H1N1) dans les centres de vaccination. 2009.

50. World Health Organization. WHO information for laboratory diagnosis of new influenza A(H1N1) virus in humans. 2009: 1-12.

51. Leteurtre S, Duhamel A, Grandbastien B, Lacroix J, Leclerc F. Paediatric logistic organ dysfunction (PELOD) score. *Lancet* 2006; **367**(9514): 897; author reply 900-2.

52. Slater A, Shann F, Pearson G. PIM2: a revised version of the Paediatric Index of Mortality. *Intensive Care Med* 2003; **29**(2): 278-85.

53. Statistics Canada. 2006 Census: portrait of the Canadian Population in 2006, by age and sex: national portrait: more seniors, fewer children. 2006. http://www12.statcan.ca/census-recensement/2006/as-sa/97-551/p2-eng.cfm (accessed 16 december 2012).

54. Insee. LA PYRAMIDE DES ÂGES AU PREMIER JANVIER 2006. *Insee Résultats : La situation démographique en 2005 - Mouvement de la population* 2006: 1-3.

55. Public Health Agency of Canada. Fluwatch week 34. *Fluwatch* 2009: August 23, 2009 to August 29, .

56. Merler S, Ajelli M, Pugliese A, Ferguson NM. Determinants of the Spatiotemporal Dynamics of the 2009 H1N1 Pandemic in Europe: Implications for Real-Time Modelling. *PLoS Comput Biol* 2011; **7**(9): e1002205.

57. Sikora C, Fan S, Golonka R, et al. Transmission of pandemic influenza A (H1N1) 2009 within households: Edmonton, Canada. *Journal of Clinical Virology* 2010; **49**(2): 90-3.

58. Baguelin M, Hoschler K, Stanford E, et al. Age-Specific Incidence of A/H1N1 2009 Influenza Infection in England from Sequential Antibody Prevalence Data Using Likelihood-Based Estimation. *PLoS One* 2011; **6**(2): e17074.

59. Bandaranayake D, Huang QS, Bissielo A, et al. Risk factors and immunity in a nationally representative population following the 2009 influenza A(H1N1) pandemic. *PLoS One* 2010; **5**(10): e13211.

60. Reed C, Katz JM, Hancock K, Balish A, Fry AM. Prevalence of Seropositivity to Pandemic Influenza A/H1N1 Virus in the United States following the 2009 Pandemic. *PLoS One* 2012; **7**(10): e48187.

61. Kelly H, Peck HA, Laurie KL, Wu P, Nishiura H, Cowling BJ. The age-specific cumulative incidence of infection with pandemic influenza H1N1 2009 was similar in various countries prior to vaccination. *PLoS One* 2011; **6**(8): e21828.

62. Achonu C, Rosella L, Gubbay JB, et al. Seroprevalence of pandemic influenza H1N1 in Ontario from January 2009-May 2010. *PLoS One* 2011; **6**(11): e26427.

63. Bone A, Guthmann JP, Assal A, et al. Incidence of H1N1 2009 virus infection through the analysis of paired plasma specimens among blood donors, France. *PLoS One* 2012; **7**(3): e33056.

64. Delangue J, Salez N, Ninove L, et al. Serological study of the 2009 pandemic due to influenza A H1N1 in the metropolitan French population. *Clin Microbiol Infect* 2012; **18**(2): 177-83.

65. Shaman J, Kohn M. Absolute humidity modulates influenza survival, transmission, and seasonality. *Proc Natl Acad Sci U S A* 2009; **106**(9): 3243-8.

66. Flasche S, Hens N, Boëlle P-Y, et al. Different transmission patterns in the early stages of the influenza A(H1N1)v pandemic: A comparative analysis of 12 European countries. *Epidemics* 2011; **3**(2): 125-33.

67. Boëlle P-Y, Ansart S, Cori A, Valleron A-J. Transmission parameters of the A/H1N1 (2009) influenza virus pandemic: a review. *Influenza and Other Respiratory Viruses* 2011; **5**(5): 306-16.

68. Renault P, D'Ortenzio E, Kermarec F, Filleul L. Pandemic influenza 2009 on Reunion Island: a mild wave linked to a low reproduction number. *PloS Currents* 2010; **2**(jan, 19): 1-5.

69. Public Health Agency of Canada. Fluwatch week 17. *Fluwatch* 2010; **April 25, 2010 to May 1, 2010**.

70. Rousset D, Bouscambert-Duchamp M, Enouf V, et al. Épidémie de grippe A(H1N1)2009 en France : les paramètres virologiques. *Bulletin Epidémiologique Hebdomadaire* 2010; **24-25-26**(29 juin 2010): 272-4.

71. Meunier I, Embury-Hyatt C, Stebner S, et al. Virulence differences of closely related pandemic 2009 H1N1 isolates correlate with increased inflammatory responses in ferrets. *Virology* 2012; **422**(1): 125-31.

72. Song MS, Pascua PN, Choi YK. Virulence of pandemic (H1N1) 2009 influenza A polymerase reassortant viruses. *Virulence* 2011; **2**(5): 422-6.

73. Camp JV, Chu YK, Chung DH, et al. Phenotypic Differences in Virulence and Immune Response in Closely Related Clinical Isolates of Influenza A 2009 H1N1 Pandemic Viruses in Mice. *PLoS One* 2013; **8**(2): e56602.

74. Anton A, Marcos MA, Martinez MJ, et al. D225G mutation in the hemagglutinin protein found in 3 severe cases of 2009 pandemic influenza A (H1N1) in Spain. *Diagn Microbiol Infect Dis* 2010; **67**(2): 207-8.

75. Glinsky GV. Genomic analysis of pandemic (H1N1) 2009 reveals association of increasing disease severity with emergence of novel hemagglutinin mutations. *Cell Cycle* 2010; **9**(5): 958-70.

76. Malato L, Llavador V, Marmier E, et al. Pandemic influenza A(H1N1) 2009: molecular characterisation and duration of viral shedding in intensive care patients in Bordeaux, south-west France, May 2009 to January 2010. *Euro Surveill* 2011; **16**(4).

77. Hall MW, Geyer SM, Guo CY, et al. Innate immune function and mortality in critically ill children with influenza: a multicenter study. *Crit Care Med* 2013; **41**(1): 224-36.

78. Yung M, Slater A, Festa M, et al. Pandemic H1N1 in children requiring intensive care in Australia and New Zealand during winter 2009. *Pediatrics* 2011; **127**(1): e156-63.

79. Delmas MC, Guignon N, Leynaert B, et al. [Prevalence and control of asthma in young children in France]. *Rev Mal Respir* 2012; **29**(5): 688-96.

80. Gershon AS, Guan J, Wang C, To T. Trends in asthma prevalence and incidence in Ontario, Canada, 1996-2005: a population study. *American journal of epidemiology* 2010; **172**(6): 728-36.

81. Eriksson CO, Graham DA, Uyeki TM, Randolph AG. Risk factors for mechanical ventilation in U.S. children hospitalized with seasonal influenza and 2009 pandemic influenza A*. *Pediatr Crit Care Med* 2012; **13**(6): 625-31.

82. Fell DB, Sprague AE, Liu N, et al. H1N1 influenza vaccination during pregnancy and fetal and neonatal outcomes. *Am J Public Health* 2012; **102**(6): e33-40.

83. Melot C. Analyse multivariée. *Revue des Maladies Respiratoires* 2005; **22**: 687-90.

84. Aminot I, Damon M. Régression logistique: intérêt dans l'analyse de données relatives aux pratiques médicales. *Revue Mécicale de l'Assurance Maladie* 2002; **2002**(33): 137-43.

85. Katz M. Outcome variables in multivariable analysis. Multivariable analysis : A practical guide for clinicians: Cambridge University Press; 2006.

86. Hennekens C, Buring J, Mayrent S. Analyse des études épidémiologiques: Évaluation du rôle des facteurs de confusion. Paris: Frison-Roche; 1998.

87. Preux P, Odermatt P, Perna A, Marin B, Vergnenegre A. Régression logistique. *Revue des Maladies Respiratoires* 2005; **22**: 159-62.

88. Kleinbaum D, Klein M. Logistic Regression: A Self-Learning Text. Third ed: Springer; 2010.

89. Dalmay F, Preux P, Druet-Cabanac M, Vergnenegre A. Qu'est-ce qu'un test non paramétrique ? . *Revue des Maladies Respiratoires* 2003; **20**( ): 955-8.

90. Preux P, Druet-Cabanac M, Dalmay F, Vergnenegre A. Qu'est-ce qu'un test paramétrique ? . *Revue des Maladies Respiratoires* 2003; **20**: 952-4.

91. Rivard M. Introduction à la biostastique: Université de Montréal; 2011.

92. Dart T, Chatellier G. Comment décrire la distribution d'une variable? Tests pour vérifier la normalité et gestion des valeurs extrêmes. *Revue des Maladies Respiratoires* 2003; **20**: 946-51.

93. Katz M. Relationship of independant varables to one another. Multivariable analysis : A practical guide for clinicians: Cambridge University Press; 2006.

94. Kleinbaum D. Modeling strategy for assessing interaction and confounding. Logistic regression : A self-learning text: Springer; 2002: 191-226.

95. Rivard M. Régression logistique. Analyse de survie: Université de Montréal; 2012.

96. Katz M. Performing the analysis. Multivariate analysis: A practical guide for clinicians: Cambridge university Press; 2006.

97. Zhang F, Michaels D, Mathema B, et al. Evolution of epidemiologic methods and concepts in selected textbooks of the 20th century. *Soz Praventivmed* 2004; **49**: 97-104.

98. Katz M. Interpreting the analysis. Multivariable analysis : A practical guide for clinicians: Cambridge University Press; 2006.

99. Farias JA, Fernandez A, Monteverde E, et al. Critically ill infants and children with influenza A (H1N1) in pediatric intensive care units in Argentina. *Intensive Care Med* 2010; **36**(6): 1015-22.

100. Kleinbaum D, Klein M. Survival Analysis: A Self-Learning Text. Second ed: Springer; 2005.

101. Fisher LD, Lin DY. Time-dependent covariates in the Cox proportional-hazards regression model. *Annual review of public health* 1999; **20**: 145-57.

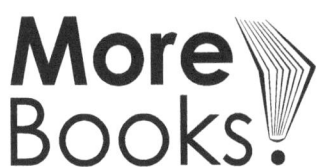

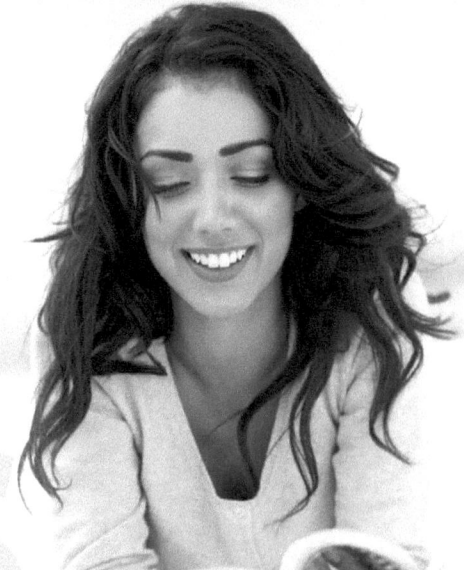

Oui, je veux morebooks!

I want morebooks!

Buy your books fast and straightforward online - at one of the world's fastest growing online book stores! Environmentally sound due to Print-on-Demand technologies.

Buy your books online at
www.get-morebooks.com

Achetez vos livres en ligne, vite et bien, sur l'une des librairies en ligne les plus performantes au monde!
En protégeant nos ressources et notre environnement grâce à l'impression à la demande.

La librairie en ligne pour acheter plus vite
www.morebooks.fr

VDM Verlagsservicegesellschaft mbH
Heinrich-Böcking-Str. 6-8　　　　　　　　　　　　info@vdm-vsg.de
D - 66121 Saarbrücken　　Telefax: +49 681 93 81 567-9　　www.vdm-vsg.de

MIX
Papier aus verantwortungsvollen Quellen
Paper from responsible sources
FSC® C105338

Printed by Books on Demand GmbH, Norderstedt / Germany